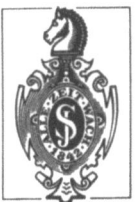

Einführung in die Sprach- und Stimmheilkunde

Herausgegeben von
Julius Berendes

Mit Beiträgen von
O. von Arentsschild, J. Berendes, M. Heinemann,
J. Sopko, M. Spiecker-Henke, L. Springer

Mit 12 Abbildungen

Springer-Verlag
Berlin Heidelberg New York
London Paris Tokyo

Die Autoren M. Heinemann, L. Springer, J. Sopko, O. v. Arentsschild und M. Spiecker-Henke widmen ihre Beiträge Herrn Professor J. Berendes zu seinem 80. Geburtstag

CIP-Kurztitelaufnahme der Deutschen Bibliothek:

Einführung in die Sprach- und Stimmheilkunde/hrsg. von
J. Berendes. Mit Beitr. von O. von Arentsschild ... – Berlin;
Heidelberg; New York; London; Paris; Tokyo: Springer, 1987.
   ISBN-13: 978-3-540-17378-6   e-ISBN-13: 978-3-642-71770-3
   DOI: 10.1007/ 978-3-642-71770-3
NE: Berendes, Julius [Hrsg.]; Arentsschild, Odo von [Mitverf.]

Dieses Werk ist urheberrechtlich geschützt. Die dadurch begründeten Rechte, insbesondere die der Übersetzung, des Nachdrucks, des Vortrags, der Entnahme von Abbildungen und Tabellen, der Funksendung, der Mikroverfilmung oder der Vervielfältigung auf anderen Wegen und der Speicherung in Datenverarbeitungsanlagen, bleiben, auch bei nur auszugsweiser Verwertung, vorbehalten. Eine Vervielfältigung dieses Werkes oder von Teilen dieses Werkes ist auch im Einzelfall nur in den Grenzen der gesetzlichen Bestimmungen des Urheberrechtsgesetzes der Bundesrepublik Deutschland vom 9. September 1965 in der Fassung vom 24. Juni 1985 zulässig. Sie ist grundsätzlich vergütungspflichtig. Zuwiderhandlungen unterliegen den Strafbestimmungen des Urheberrechtsgesetzes.

© Springer-Verlag Berlin Heidelberg 1987

Die Wiedergabe von Gebrauchsnamen, Handelsnamen, Warenbezeichnungen usw. in diesem Werk berechtigt auch ohne besondere Kennzeichnung nicht zu der Annahme, daß solche Namen im Sinne der Warenzeichen- und Markenschutz-Gesetzgebung als frei zu betrachten wären und daher von jedermann benutzt werden dürften.

Produkthaftung: Für Angaben über Dosierungsanweisungen und Applikationsformen kann vom Verlag keine Gewähr übernommen werden. Derartige Angaben müssen vom jeweiligen Anwender im Einzelfall anhand anderer Literaturstellen auf ihre Richtigkeit überprüft werden.

Gesamtherstellung: Konrad Triltsch, Würzburg
2125/3130-543210

Vorwort

Dies Buch will kein Lehrbuch sein, sondern Verständnis wekken für die wichtigste Grundlage zwischenmenschlicher Beziehungen: die Sprache – für ihre körperlichen, geistigen und seelischen Voraussetzungen und vor allem für die vielfältigen Möglichkeiten ihrer Störung. Mit den letzteren sollten sich zwar vor allem der Arzt und seine besonders ausgebildeten Helfer befassen. Aber eigentlich geht es alle an, von denen gutes Sprachvorbild und vielleicht guter Rat erwartet wird: Eltern und Erzieher, Kindergärtnerinnen und Lehrer. Andererseits: Wer einen „Rede-Beruf" hat, ist oft stimmlichen Anstrengungen ausgesetzt, von denen er überfordert wird und auf die er mit Stimmerkrankung reagiert. Auch dafür will unser Buch Verständnis vermitteln und Wege zur Abhilfe zeigen.

Die Art der Darstellung ist deshalb so einfach wie möglich gehalten, verzichtet entweder auf die in der Medizin üblichen Fachausdrücke oder erklärt sie. Vielleicht wird dadurch sogar Lust geweckt, sich anhand der angegebenen Fachliteratur noch eingehender in dies Gebiet einzuarbeiten, auf dem – um den wissenschaftlich üblichen Ausdruck zu benutzen – „Phoniater und Pädaudiologe" und „Logopäde" ihren beruflichen Lebensinhalt finden können. Auch über diese Berufsbilder und ihre Voraussetzungen gibt unser Buch Auskunft, desgleichen über Vereinigungen, in denen sich Sprachgestörte besonderer Gruppen zusammengeschlossen haben und sich gegenseitig Hilfe anbieten oder vermitteln.

JULIUS BERENDES

Inhalt

I. Sprache

1. Die natürliche Sprachentwicklung beim Kind
   J. BERENDES (Mit 2 Abbildungen) 2

2. Sprech- und Sprachstörungen
   M. HEINEMANN (Mit 1 Abbildung) 11

3. Formen und Behandlungsmöglichkeiten der Aphasien
   L. SPRINGER (Mit 3 Abbildungen) 63

II. Stimme

4. Die Stimme und ihre Störungen
   J. SOPKO (Mit 6 Abbildungen) 76

III. Berufsbilder

5. Das Berufsbild des Phoniaters und Pädaudiologen
   O. v. ARENTSSCHILD 102

6. Das Berufsbild des Logopäden
   M. SPIECKER-HENKE 108

Sachverzeichnis 117

Adressenverzeichnis

Herausgeber: BERENDES, JULIUS, Prof. Dr. med., ehemaliger Direktor der Universitäts-HNO-Klinik Marburg, Mozartstr. 15, D-6940 Weinheim

Autoren: V. ARENTSSCHILD, ODO, Prof. Dr. med., Arzt für Hals-Nasen-Ohrenheilkunde (Phoniatrie und Pädaudiologie), Miquelstr. 62–64, D-1000 Berlin 33

HEINEMANN, MANFRED, Prof. Dr. med., Direktor der Klinik für Kommunikationsstörungen der Universität Mainz, Langenbeckstr. 1, D-6500 Mainz

SOPKO, JOSEPH, Priv.-Doz., Dr. med., Leiter der Phoniatrisch-Pädaudiologischen Abteilung an der Universitäts-HNO-Klinik im Kantonsspital Basel, Petersgraben 4, CH-4031 Basel

SPIECKER-HENKE, MARIANNE, Lehrlogopädin an der Logopädenlehranstalt Bremen, Schulweg 9, D-2822 Bremen-Leuchtenburg

SPRINGER, LUISA, Leitende Lehrlogopädin an der Logopädenlehranstalt der RWTH Aachen, Pauwelstr., D-5100 Aachen

I. Sprache

1 Die natürliche Sprachentwicklung beim Kind

J. BERENDES

1.1 Vom Wesen der Sprache

Was ein erwachsener gesunder Mensch wahrnimmt, fühlt, denkt oder will, kann er in Worte kleiden und anderen Menschen mitteilen, die ihn hören und verstehen. Aber nicht nur *was* man sagt, sondern auch *wie* man es sagt, verleiht der Sprache ihre besondere Färbung und Wirkung. Im Sprechtempo, in der Lautstärke der Stimme und im Auf und Ab der Sprechmelodie spiegeln sich die Gemütslage und die Absichten des Sprechenden. Wer Seelenqualen leidet, kann sie lindern, indem er sich „ausspricht". Und wie man mit Worten verletzen und kränken, ja wirklich krank machen kann, so kann man auch Mut, Trost und Linderung oder gar Heilung „zusprechen". So ist Sprache die wichtigste Brücke von Mensch zu Mensch. Aber Sprachverstehen und Sprechenkönnen sind nicht angeboren, sondern müssen erlernt werden. Vier Jahre etwa braucht das heranwachsende gesunde Kind, bis es so weit ist, die Sprache seines menschlichen Umfeldes genügend zu verstehen und sein Fühlen, Denken und Wollen sprechend kund zu tun.

1.2 Vorstufen des Sprechens

Das Neugeborene begrüßt den Eintritt in das Leben außerhalb des Mutterleibes gewöhnlich mit einem Schrei – Zeichen, daß es geatmet hat und eine Stimme besitzt. Viel mehr als seine Stimme läßt es im ersten Lebensmonat auch nicht erschallen. Aber schon von der 4. bis 7. Lebenswoche an beginnt das Kind mit seinen Sprechwerkzeugen zu spielen. In behaglicher Stimmung läßt es nicht nur das beim Schreiben anlautende „ä" hören, sondern auch schon vielfach wiederholte kurze Konsonant-Vokal-Folgen: „mamama", „bububu" usw. Daraus entwickeln sich gegen Ende des ersten Lebensjahres ganze Lallmonologe. In ihrem Rahmen beginnt aber im 8. bis 9. Lebensmonat auch schon die Nachahmung von Silben oder gar Wörtern, die es vorgesprochen gehört hat. Je ähnli-

1 Die natürliche Sprachentwicklung beim Kind

cher das vorgesprochene Wort den schon bisher von ihm benutzten Lallsilben ist, je dichter seine Tonlage bei derjenigen der Kinderstimme liegt, um so eher und leichter wird es nachgesprochen. Die Mutter steht neben aller sonstigen Bindung auch mit ihrer Stimme dem Kinde am nächsten. Das Kind beobachtet aufmerksam die sichtbaren Sprechbewegungen und lernt allmählich, sie nachzuahmen. Das gleiche gilt für die Sprechmelodie. Aus der Wechselwirkung zwischen dem, was das Kind aus seiner menschlichen Umwelt wahrnimmt, und dem, was an Trieben und Fähigkeiten in ihm selbst liegt, wächst so allmählich das Sprechenkönnen heran. Stellt sich ein Mißverhältnis von Wollen und Können ein, sind die vorgesprochenen Wörter zu fremd und noch zu schwierig, ist die Stimmlage zu ungewohnt (die Stimme des Vaters), so kann es zeitweilig ganz verstummen.

Inzwischen geht aber die stille Aufnahme des Vorgesprochenen in das „Hörgedächtnis" weiter. Das *Sprachverständnis* schreitet immer schneller fort als die Sprechgeschicklichkeit. Allerdings ist es nicht von Anfang an ein klares Wortverständnis, sondern bildet sich zunächst an einfachen Erfahrungen: Der Stimmklang der Mutter bedeutet Stillung des Hungers, das Vorzeigen und Hörenlassen der Uhr, von dem Wort „ticktack" begleitet, sorgt allmählich für die entsprechende Zuordnung. Den Dressurversuchen des „Bitte-bitte-machen" und „Wie groß ist das Kind" kommt der Nachahmungs- und Bewegungstrieb des Kindes entgegen, besonders wenn nach vollbrachter Leistung eine Belohnung winkt. Je genauer ein Kind hört, je besser die Absehbarkeit der Sprachlaute, je leichter ihre Erzeugung und je größer Anlage und Übung der Sprechgeschicklichkeit sind, umso eher wird das Kind selbständig sprechen lernen, also das Wort bewußt zu einer Mitteilung und zur Kundgabe von Wünschen gebrauchen.

1.3 Selbständiges Sprechen

Die ersten Anfänge zu selbständigem Sprechen fallen auch bei Kindern mit guten Sprachvorbildern selten vor den Beginn des zweiten Lebensjahres. Der Wortinhalt bezieht sich natürlich auf den Erlebniskreis des Kindes. Die Wörter werden je nach der errungenen Sprechgeschicklichkeit ähnlich dem gebildet, was im Dialekt der Umwelt gebräuchlich ist. Als erstes gelingt der von Tonfall und Gebärde unterstützte *Einwortsatz*. Das Wort – in diesem Falle der Satz – „Mama" bedeutet gewöhnlich den Wunsch, auf den Arm genommen zu werden, und wird vom Ausstrecken der Ärmchen begleitet, und das Wort „Puppa" enthält den Wunsch nach dem Spielzeug. Aber schon der Ausruf „heiß" oder „nein" ist die mit dem Kopfschütteln der Ablehnung begleitete Erinnerung an eine schmerzhafte Erfahrung, die sich durchaus nicht nur auf die Hitze, sondern ebenso auf jedes andere unlusterregende Ereignis beziehen kann.

Einen kleinen Schritt weiter bedeutet die Einführung gleichbleibender Bezeichnungen für Personen, Sachen und Vorgänge, die nicht dem engeren Wunsch- und Gefühlskreis des Kindes angehören. Wahrgenommene Dinge rufen in dieser Entwicklungsphase bestimmte Wortbildungen hervor, ohne zugleich den Wunsch nach ihrem Besitz auszulösen. Werden Mutter und Vater mit Mama und Dada bezeichnet, Sprachbildungen übrigens, die auch schon aus der Lallperiode geläufig sind, so werden die Bezeichnungen jetzt zunächst auch auf andere Personen oder solche Dinge übertragen, die mit dem Erscheinungsbild von Mutter und Vater irgendein besonderes Kennzeichen gemeinsam haben. Also löst vielleicht, wenn dem Kinde etwa der Bart des Vaters als sein besonderes Merkmal im Gedächtnis geblieben ist, der Anblick jedes Mannes mit Bart die sprachliche Reaktion „dada" aus. Das Kind spricht also ein Wort bei der Wiederkehr einer Wahrnehmung, ohne daß man bei ihm schon das Bewußtsein von diesem Wort als dem akustischen Symbol für ein bestimmtes Ding oder gar für einen allgemeinen übergeordneten Begriff annehmen dürfte.

Erst auf einer dritten Stufe wird dem Kinde ganz deutlich, daß mit einem bestimmten Wort etwas Bestimmtes gemeint ist. Verstehen und Sprechen werden sinnerfüllt, das Stadium des *Symbolbewußtseins* kündigt sich an. Dieser entscheidende Fortschritt sollte sich zwischen 12. und 18. Lebensmonat einstellen. Nun geht es auch mit der Geschicklichkeit im zusammenhängenden Sprechen voran. Das gilt insbesondere für die *grammatische Gestaltung*. Die ersten einfachen Mehrwortsätze entstehen schon um die Mitte des zweiten Lebensjahres. Sie sind natürlich zunächst noch sehr einfach. Oft zitierte Beispiele sind: „Papa da" = „Der Vater ist gekommen" oder „Tul nei, Schossi" = „Ich will nicht auf den Stuhl, sondern auf den Schoß". Gegen Ende des zweiten und im dritten Jahre kommen dazu dann Nebensätze, zunächst ohne Bindeglied: „Eneidet habe, tomis aus" = „Was ich da ausgeschnitten habe, sieht aber komisch aus." Immer gewandter gleicht sich das Kind in Aussprache und Ausdrucksweise seiner sprechenden Umgebung an. Das geht nicht immer gleichmäßig voran, sondern manchmal in Sprüngen, wie vieles natürliche Wachstum. Die Schnelligkeit und Genauigkeit der Sprachentwicklung wird gesteuert einerseits von der im Kinde selbst liegenden Sprechlust, Sprechgeschicklichkeit und seinem Wortgedächtnis, anderseits hängt entscheidend viel davon ab, ob die Eltern Zeit und Lust haben, sich intensiv um ihr Kind zu kümmern, oder ob ältere Geschwister da sind, die als gute Sprachvorbilder dienen. Gut kann es vorangehen insbesondere in der Zeit des *Fragealters*. Zunächst geht es nur um „was ist das" und „was tut der?" Dann aber, im dritten und vierten Lebensjahr, kann den Eltern von dem vielen „warum" und „warum nicht" der Kopf manchmal doch recht heiß werden. Gegen Ende des vierten Lebensjahres soll ein gesundes Kind sich nicht nur verständlich machen, sondern auch die beim Sprechen verwendeten Laute einzeln korrekt „artikulieren" können. Die einzelnen Perioden gehen natürlich ganz allmählich ineinander über und überdecken sich teilweise. Man faßt sie gewöhnlich zusammen in einer etwas schematischen

Zeittafel der Sprachentwicklung

1. bis 4. Lebenswoche	Schreiperiode
ab 4. Woche	Lallen als Spiel mit den Sprechwerkzeugen
ab 8. Monat	Beginn der Nachahmung
9. bis 12. Monat	Sprachähnliche Wunschäußerung
13. bis 18. Monat	Entstehung des Symbolbewußtseins, Einwortsätze
18. bis 24. Monat	Kindhafte Mehrwortsätze, erste Fragen
ab 3. Lebensjahr	Grammatikalisch geformte Mehrwortsätze
ab 4. Lebensjahr	Zweites Fragealter („warum?"), Verschmelzung von Denken und Sprechen

1.4 Artikulation

Beim Sprechen wirken *Atmung, Stimmgebung* und *Klangformung* (Artikulation) harmonisch zusammen. In Ruhe werden vom Erwachsenen etwa 500 ml Luft ein- und ausgeatmet. Beim Sprechen längerer Sätze und beim Singen braucht man mehr Luft und kann die Ein- und Ausatmung notfalls bis auf die drei- bis fünffache Menge steigern. Das tut auch der Säugling schon beim Schreien und treibt dabei eine Art Atemgymnastik.

Die *Stimme* wird mit Hilfe der im Kehlkopf ausgespannten zwei Stimmlippen erzeugt. Die *Stimmlippen* bestehen im wesentlichen aus Muskelfaserbündeln, die sich gegenseitig durchflechten. Da ihre Oberfläche beim Aufblick glatt und weiß erscheint, hat man bis vor einiger Zeit in Verkennung ihrer wahren Natur von Stimm*bändern* gesprochen.

Beim Atmen treten die Stimmlippen weit auseinander, um den Luftstrom ungehindert durchfließen zu lassen. Sie bilden dabei einen Spalt etwa von der Form eines schmalen Dreiecks, dessen Spitze vorn liegt. Bei der *Stimmgebung* (Phonation) legen sich die Stimmlippen, mit Hilfe von zwei Knorpeln an ihrem Hinterende bewegt, in der Mittellinie aneinander und spannen sich an. Dadurch wird der nach oben drängende Luftstrom der Ausatmung zwar zunächst aufgehalten – aber nur für einen ganz kurzen Augenblick. Denn die Stimmlippen geben ein wenig nach, lassen etwas Luft durch, treten jedoch elastisch sofort wieder zusammen, und das Spiel beginnt von neuem und gewinnt die Form gleichmäßiger Stimmlippen-„Schwingungen". Das geschieht so schnell, daß das Auge der Bewegung nicht zu folgen vermag und ohne besondere Hilfsmittel nur unscharfe Stimmlippenränder sieht. Davon wird später noch die Rede sein (vgl. Abschnitt „Stimme").

In dem schnellen Wechsel zwischen Freigabe und Unterbrechung entstehen Luftstöße, deren große Zahl sie dem Ohr als Stimm-„Ton" erscheinen läßt. Die Zahl der Stöße und damit die Tonhöhe richtet sich nach Länge, Masse und Spannung der Stimmlippen. Die Mittellage der Männerstimme entspricht beim Sprechen etwa dem $A = 110$ Hz (Schwingungen pro Sekunde), die Mittellage der Frauenstimme dem $a = 220$ Hz. Die Kinderstimme, die sich erst allmählich von etwa $a^1 = 440$ Hz (sog. Kammerton) aus nach oben und unten entwickelt, liegt im Durchschnitt noch etwas höher.

Was der Kehlkopf mit Hilfe der ausströmenden Luft zustande bringt, ist aber kein reiner „Ton" im streng physikalischen Sinne einer einzelnen Frequenz. Reine Töne gibt es in der Natur auch sonst nirgends. Die Stimme besteht physikalisch vielmehr aus einem durch seine Lautstärke besonders deutlichen Grundton und vielen Obertönen. Jeder Mensch hat seinen persönlichen Stimm*klang*.

1.4.1 Vokale

Dieser Klang also (oder, physikalisch gesprochen, diese komplizierte Druckwelle) gelangt nun oberhalb des Kehlkopfes in einen von Rachen, Mund und Nase gebildeten von Luft erfüllten Hohlraum. Hier werden je nach dessen Gestalt aus dem Tongemisch einzelne Teiltöne durch Resonanz verstärkt, andere abgeschwächt, und das Ohr erkennt einen *Vokal*. Werden vorwiegend die tiefen Teiltöne des Gesamtklanges verstärkt, so hört man das dumpfe „u", werden die höchsten verstärkt, so ertönt der Vokal „i". Dazwischen liegen alle Übergänge zum „o", „a" und „e". Da es die Teiltöne sind, die den Vokalen ihren besonderen Charakter verleihen, nennt man sie Vokal*formanten*.

Bei der Gestaltung des Hohlraumes spielt die *Zunge* die wichtigste Rolle. Beim Vokal „a" senkt sie sich ganz einfach auf den Mundboden.

1 Die natürliche Sprachentwicklung beim Kind

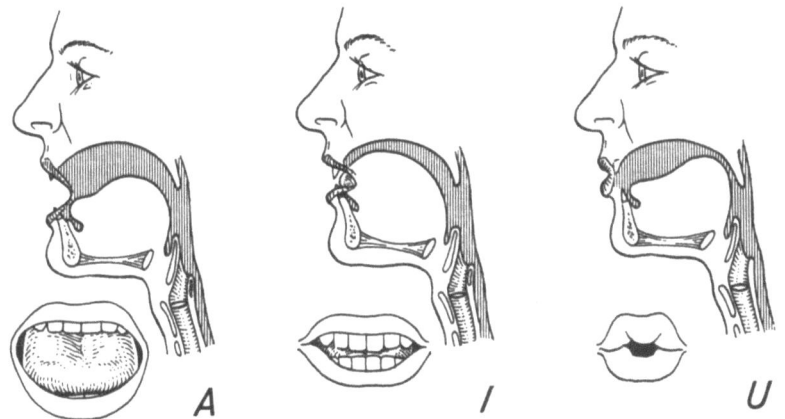

Abb. 1. Bildung der Vokale „A", „I", „U"

Beim dunklen „u" hebt sie sich hinten und bildet einen vorn offenen Trichter. Beim hellen „i" hebt sie sich vorn und bildet einen hinten offenen Trichter. Auch die Lippenstellung ist bei den verschiedenen Vokalen charakteristisch und leicht abzulesen (Abb. 1).

Bei all diesen Vokalen ist normalerweise an der Formgestaltung des Resonanzraumes die Nasenhöhle nicht beteiligt, weil sie durch das sich anhebende Gaumensegel von Mund und Rachen luftdicht abgeschottet wird. Der Vokalklang strahlt dementsprechend nur durch den geöffneten Mund nach außen ab.

Das geschieht auch im wesentlichen bei dem durch „l" bezeichneten Laut, der sich ergibt, wenn sich bei der Stimmgebung die Zunge mit ihrem Vorderende in fast ganzer Breite dem vorderen Teil des harten Gaumens anlegt. Dieser Laut trägt aber keinen deutlichen Vokalcharakter.

1.4.2 Summlaute

Demgegenüber sind die „m" und „n" geschriebenen Laute gerade durch ihre Nasenresonanz charakterisiert. Beim „m" ist der Mund vorn durch die Lippen, beim „n" durch Zunge und Zähne abgeschlossen. Das Gaumensegel dagegen bleibt schlaff und gibt den Weg vom Rachen zum Nasenraum frei. Da sich nicht nur dieser selbst an der Resonanz beteiligt, sondern auch seine lufthaltigen Nebenhöhlen, glaubt man beim Summen sogar das feine Mitschwingen der ganzen vorderen Schädelpartie zu spüren.

1.4.3 Konsonanten

Bei den sogenannten Mitlauten oder Konsonanten ist der Resonanzraum – oder, wie man auch sagt, das Ansatzrohr – des Mundes an bestimmten Stellen entweder ganz verschlossen oder verengt. Dadurch entsteht an diesen Stellen bei Eintreffen des Ausatmungsstromes ein Geräusch. Die Art des Geräusches, physikalisch ebenfalls durch ein eigenes besonders hoch gelegenes Formantgebiet charakterisiert, läßt sich unter drei Gesichtspunkten kennzeichnen:

1) Ein *Sprenglaut* (Explosivlaut, Verschlußlaut) entsteht, wenn ein Verschluß durch den Luftstrom gesprengt wird, ein *Reibelaut*, wenn die Luft an einer Enge vorbeistreicht.
2) Je nach Beteiligung der Stimme kann der Laut *stimmhaft* oder *stimmlos* sein.
3) Der Klang des Lautes ist bestimmt durch die *Stelle* des Ansatzrohres, an der er entsteht. Man nennt sie deshalb die Artikulationsstelle. In den europäischen und indogermanischen Sprachen lassen sich drei Artikulationsstellen unterscheiden (Abb. 2):

   a) zwischen den Lippen oder zwischen Unterlippe und oberer Zahnreihe;
   b) zwischen Zungenspitze und oberer Zahnreihe;
   c) zwischen Zungenrücken und Gaumen.

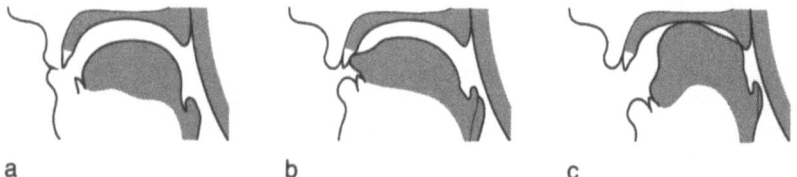

Abb. 2a–c. Artikulationsstellen der Konsonanten. **a** Lippe-Lippe, **b** Zunge-Zähne oder vorderer Gaumen, **c** Zunge-Gaumenmitte

1.4.4 Flatter- und sonstige Laute

Hinzu kommt der *Flatterlaut* des „r", der zwar an allen drei Artikulationsstellen hervorgebracht werden kann, aber je nach der Stelle und den mitwirkenden Teilen des Sprechapparates ganz verschieden klingt. Allein mit den Lippen oder mit Lippen und Zungenspitze hervorgebracht haben ihn ältere Generationen noch von Kutschern gehört, die ihre Pferde dadurch zum Anhalten aufforderten. Die flatternde *Zungenspitze*

1 Die natürliche Sprachentwicklung beim Kind

Tabelle 1. Artikulationsart und -ort der Konsonanten

Entstehungsort der Konsonanten	1. Artikulationsstelle		2. Artikulationsstelle		3. Artikulationsstelle	
	mit Stimme	ohne Stimme	mit Stimme	ohne Stimme	mit Stimme	ohne Stimme
Sprenglaute	b	p	d	t	g	k
Reibelaute	w	fv	s j (franz.) th (engl.)	s, ss, ß sch th (engl.)	j	ch
R-Laute (Flatterlaute)	r (brr) (Lippen-r)		r (Zungen-r) (dramatisches r)		r (Gaumen-r)	

erzeugt ein „rollendes r" nicht nur bei der Rezitation, im klassischen Drama und im Kunstgesang, sondern auch in manchen Dialekten. Ästhetisch befriedigt am meisten der durch Flattern des *Gaumensegels* stimmhaft hervorgebrachte r-Laut. In der fließenden Rede des ungeschulten Sprechers wird oft stattdessen ein eigentlich „ch" zu schreibender harter Rachenreibelaut benutzt, wie er in anderem Zusammenhang für den deutsch-schweizerischen Dialekt so charakteristisch ist.

Eine schematische Zusammenfassung nach den genannten Gesichtspunkten gibt Tabelle 1.

Der im Kehlkopf entstehende *Hauchlaut* „h" bedarf keiner besonderen Erklärung.

Das Schriftzeichen x wird wie ks, das z wie ts gesprochen.

Mit den Sprechwerkzeugen läßt sich noch eine Unzahl anderer Laute, Nachahmung von Musikinstrumenten, Tierlauten, Motorgeräuschen usw. erzeugen.

Das sprechenlernende Kind benutzt aber keineswegs bewußt bestimmte Muskelgruppen zum Hervorbringen einzelner Sprachlaute. Vielmehr bildet sich das Sprechvermögen nach Hören von Vorgesprochenem und unter der Hörkontrolle des vom Kind Nachgesprochenen ganz allmählich, bis das Gehörte und das Gesprochene übereinstimmen. Im Gehirn entsteht dabei ein sogenanntes „Engramm", ein komplexer Bewegungsentwurf, der sich allmählich immer mehr vervollkommnet. Dieses Programm braucht dann nur noch vom Denken und Wollen ausgelöst zu werden, um die zum Sprechen aufeinander abgestimmte richtige Zusammenarbeit von Atmung, Stimme und Artikulation auszulösen. Der im Sprechen geübte Mensch will etwas sagen – und schon sagt er es, ohne sich der Einzelheiten des Vorgangs bewußt zu werden.

1.5 Vorbedingungen des Sprechenlernens

Soll das sinnvolle Sprechen zeitgerecht und richtig erlernt werden, so müssen einige Vorbedingungen erfüllt sein, die einerseits im Kinde selbst, andererseits in seiner menschlichen Umwelt liegen.

Vor allem muß das Kind gut hören. Aber auch das Sehen spielt eine nicht zu unterschätzende Rolle. Der Sprechapparat, also Lippen, Zunge, Kiefer, Gaumen, Nasenhöhle und Kehlkopf müssen normal gebildet sein. Die dem Sprechen dienenden Muskelgruppen sollen nicht nur zur Verfügung stehen, sondern ihre Funktion soll auch als charakteristische Gemeinschaftsleistung *empfunden* werden. Etwas wissenschaftlicher ausgedrückt: Der motorische Vorgang beim Sprechen bedarf der Steuerung mit Hilfe kinästhetischer Kontrolle. Das wird im einzelnen zwar gar nicht deutlich bewußt, ist aber doch die Voraussetzung zur Korrektur von Aussprachefehlern. Bewegungslust, Geschicklichkeit, Aufmerksamkeit, Nachahmungstrieb, Merkfähigkeit, Gedächtnis und ausreichende Intelligenz sind weitere Voraussetzungen für die Anregung zur Mechanik des Sprechens. Sie sind allerdings individuell recht verschieden angelegt. Man hört auch immer wieder, daß Mädchen schneller sprechen lernen als Knaben.

Diese im Kinde selbst liegenden Eigenschaften und Fähigkeiten können sich aber nur dann sprachfördernd entfalten, wenn die menschliche Umgebung dafür günstig ist. Mit den Bezeichnungen „Nestwärme" und „gute Sprachvorbilder" ist dazu eigentlich schon alles wesentliche gesagt. Ebenso wie für spätere Lebensprobleme drückt sich hierin aber auch der Wert mütterlicher Zuwendung und der Harmonie in der Familie aus. Diese kleinere Umwelt wird während der Periode des Sprechenlernens früh erweitert durch Spielgefährten aus der Nachbarschaft und besonders günstig für die 3- bis 6jährigen im Kindergarten. Auch in dieser Zeit formen noch gute und schlechte Vorbilder die Aussprache ganz wesentlich. Was fehlerhaft war und im Kindergartenalter fehlerhaft bleibt, bedarf spätestens dann sorgfältiger Suche nach den Ursachen und einer besonderen Beratung und Behandlung. Davon wird in den folgenden Kapiteln die Rede sein.

2 Sprech- und Sprachstörungen

M. Heinemann

2.1 Sprachentwicklungsverzögerung

2.1.1 Begriffsbestimmung

Die Sprache ist unsere höchste Hirnleistungsfunktion und damit abhängig von der normalen Entwicklung und Reifung des Gehirns. Es könnte deshalb angenommen werden, daß es immer Hirnleistungsstörungen sind, die Störungen und Verzögerungen der Sprachentwicklung verursachen. Dies trifft jedoch keinesfalls zu, denn eine normale Entwicklung der Sprache ist von der Intaktheit sehr vieler Funktions- und Regelsysteme des menschlichen Organismus, aber auch von mannigfaltigen Faktoren aus der Umwelt eines Kindes abhängig. Störungen der Sprachentwicklung können deshalb relativ isolierte oder auch sehr komplexe Ursachen haben, und diese Tatsache erschwert natürlich eine eindeutige Definition. Je nach der vorrangigen Betrachtung werden deshalb die Begriffe Sprachentwicklungsstörung, Sprachentwicklungsverzögerung, Sprachentwicklungsbehinderung zum Teil mit unterschiedlichen Bedeutungsinhalten verknüpft. Doch keine dieser vorgeschlagenen Begriffsbestimmungen wird dem komplexen Störungsbild „Sprachentwicklungsverzögerung" umfassend gerecht. Es ist deshalb erforderlich, Störungen der Sprachentwicklung stets im Zusammenhang mit den zugrundeliegenden, meist komplexen Ursachen zu betrachten und den Syndromcharakter dieses Störungsbildes zu betonen. Auch zeitliche Eingrenzungen in dem Sinne, daß eine Sprachentwicklungsverzögerung erst dann vorliegt, wenn sich die Sprache bis zum 3. Lebensjahr nicht normal entwikkelt hat, sind irreführend und deshalb nicht akzeptabel. Dies insbesondere, weil diese Betrachtungsweise zu dem Fehlschluß führen könnte, daß bei Rückständen in der Sprachentwicklung auch mit diagnostischen und therapeutischen Maßnahmen bis zum 3. Lebensjahr gewartet werden könne. Eine Sprachentwicklungsverzögerung liegt immer dann vor, wenn die Eckdaten der Sprachentwicklung, die in der Zeittafel der Sprachentwicklung (vgl. Kapitel 1) dargestellt sind, innerhalb des physiologischen Entwicklungszeitraumes von einem Kind nicht erreicht werden.

2.1.2 Störungsbild (Symptomatik)

Gemessen an entsprechenden Normdaten bestehen bei Sprachentwicklungsverzögerungen Rückstände in sprachlichen, aber auch nichtsprachlichen Bereichen. Dabei finden sich meist graduelle Unterschiede, d. h., daß einzelne Bereiche mehr oder weniger stark beeinträchtigt sind.

Die Abweichungen betreffen:

- den Umfang des aktiven und passiven Wortschatzes und das Erfassen von Wortbedeutungen,
- die Erfassung und Anwendung grammatischer Regeln (Dysgrammatismus),
- die Lautbildung, Lauterkennung und Lautunterscheidung (Dyslalie, Stammeln),
- das Verstehen und Formulieren von Sätzen und Texten,
- die situationsgerechte Verwendung von Sprache und
- primäre und sekundäre Störungen in nichtsprachlichen Bereichen: nichtsprachliche Kommunikationsfähigkeit, Motorik, Wahrnehmung, Rhythmik, geistige, psychische und soziale Entwicklung.

2.1.3 Ursachen

Die Ursachen für eine Sprachentwicklungsverzögerung sind außerordentlich mannigfaltig. Es ist deshalb nicht möglich, alle Faktoren in ihrem komplexen Zusammenhang generell darzustellen. Zu bedenken ist hierbei vor allem, daß selbst isolierte Störungen in einem Funktions- oder Regelsystem schon zu syndromartigen Krankheitsbildern führen können und die Verhältnisse bei Mehrfachschädigungen häufig so kompliziert werden, daß die Wertigkeit einzelner Ursachen im Gesamtgeschehen kaum noch erfaßt werden kann.

Wenn wir, um dies zu verdeutlichen, z. B. nur die Vergrößerung der Rachenmandel im Kindesalter betrachten, so finden wir als erstes Symptom eine Behinderung der Nasenatmung. Gleichzeitig können aber viele weitere Störungen verursacht werden, die nun wiederum zusätzliche nachteilige Folgen haben können. So sind mit der gestörten Nasenatmung ein chronischer Schnupfen, gehäufte Infekte der oberen und unteren Luftwege und evtl. Nasennebenhöhlenentzündungen verbun-

2 Sprech- und Sprachstörungen

den. Gleichzeitg führt die mechanische Verlegung der Ausgänge der Eustachischen Röhren im Nasenrachen in Verbindung mit den entzündlichen Faktoren zu einer Tubenbelüftungsstörung, Paukenhöhlenergüssen und somit zu einer Schalleitungsschwerhörigkeit. Aber auch die ständige Mundatmung hat negative Auswirkungen, denn durch den fehlenden Zungendruck auf den Gaumen werden Kiefer- und Zahnstellungsanomalien ausgelöst und mundmotorische Störungen verursacht. Wir finden nun nicht mehr nur eine behinderte Nasenatmung, sondern gleichzeitig eine etwa mittelgradige Schwerhörigkeit, ein geschlossenes Näseln, Kiefer- und Zahnstellungsanomalien sowie mundmotorische Störungen und als weitere Folgen dann auch allgemeine Störungen der körperlichen Entwicklung, Lautbildungsstörungen und evtl. sogar Störungen der Sprachentwicklung, die nun wiederum Auswirkungen auf die allgemeine psychosoziale Entwicklung des Kindes haben können.

In diesem Sinne müssen deshalb die möglichen Ursachen von Sprachentwicklungsverzögerungen, die anschließend kurz dargestellt sind, betrachtet werden, um sie im Gesamtgeschehen richtig einordnen zu können.

Erblich bedingt kann eine Sprachentwicklungsverzögerung im Rahmen eines *familiären Sprachschwächetyps* auftreten. Die Sprachschwäche wird meist über den Vater vererbt und betrifft Knaben häufiger. Familiäre Sprachschwächen sind aber ausgesprochen selten. Diese Diagnose sollte deshalb immer erst dann gestellt werden, wenn alle anderen Ursachen für eine Sprachentwicklungsverzögerung mit Sicherheit ausgeschlossen wurden.

Eine größere Bedeutung haben dagegen *chromosomale Fehlbildungsmuster* als Ursache für eine Sprachentwicklungsverzögerung. Hier sind geschlechtschromosomengebundene Syndrome, die fast nur Knaben betreffen und geistige Behinderungen sowie schwerste Sprachentwicklungsverzögerungen verursachen, zu erwähnen. Praktisch bedeutsam ist aber besonders der Morbus Langdon-Down, wobei die hierbei auftretende Sprachentwicklungsverzögerung wiederum stets multifaktoriell bedingt ist. Es spielen insbesondere geistige Entwicklungsbehinderungen, hormonelle Faktoren und organische Veränderungen im Bereich des Stimmbildungs- und des Sprechapparates sowie z. T. auch Schalleitungsstörungen eine Rolle.

Schwerste Sprachentwicklungsverzögerungen beobachten wir häufig auch als Folge *frühkindlicher Hirnschäden*. Diese führen in Abhängigkeit vom Schweregrad zu sehr unterschiedlich ausgeprägten neurologischen und psychopathologischen Störungen, die immer auch die kindliche Gesamtentwicklung beeinträchtigen. Dehalb ist stets eine interdisziplinäre Beurteilung erforderlich.

Eine Sonderstellung nehmen in diesem Rahmen die Sprech- und Sprachstörungen bei *infantilen zerebralen Bewegungsstörungen* ein, da unter dem Begriff der Zerebralparese sehr unterschiedliche Krankheitsbilder zusammengefaßt werden. In Abhängigkeit von der Lokalisation der Hirnschäden können sehr verschiedenartige Symptome auftreten. Gemeinsam ist diesen Krankheitsbildern aber, daß hier kein stationärer Zustand vorliegt, sondern auch die Hirnreifung gestört ist oder modifiziert verläuft. Auch Einzelsymptome unterliegen deshalb immer einem gewissen Wandel. So fällt auch bei den Stimm-, Sprech- und Sprachstörungen vor allem die Uneinheitlichkeit der Symptome auf. Es zeigen sich Verzögerungen der Sprachentwicklung, Stammeln, Dysgrammatismus, Stottersymptome, zentrale Gaumensegellähmungen, dysarthrische Symptome, wechselnde Stimmbefunde und Störungen der Prosodie, also der Sprachakzente. Es ist deshalb stets eine genaue Analyse der Einzelsymptome erforderlich. Über 80% der Patienten mit zerebralen Bewegungsstörungen weisen Sprech- und Sprachstörungen auf, und bei 30% der Patienten findet sich eine zentrale Sprechstörung im Sinne eines Dysarthriesyndroms. Zusätzlich sind bei 5 bis 25% der Kinder – die Angaben einzelner Autoren differieren stark – Hörschäden vorhanden.

Weiterhin zu erwähnen sind *geistige Entwicklungsstörungen*, die fast immer mit unterschiedlich ausgeprägten Sprachentwicklungsverzögerungen einhergehen. Hier ist die Gefahr einer Fehlbeurteilung jedoch besonders groß. Insbesondere muß deshalb immer wieder vor einer vorschnellen Bewertung sprachfreier Intelligenztests gewarnt werden. Gerade bei dem Verdacht einer geistigen Entwicklungsstörung sollten deshalb zusätzlich zu phoniatrischen Untersuchungen stets auch genaueste kinderärztliche, kinderpsychiatrische, kinderneurologische und psychologische Beurteilungen veranlaßt werden.

Eine besonders schwerwiegende Ursache für Sprachentwicklungsverzögerungen sind *Hörstörungen*. Sie können vor, während oder nach der Geburt erworben oder erblich bedingt sein sowie als Folge von äußerlich verursachten oder erblich bedingten Mißbildungen und auf psychogener Grundlage auftreten. Unterschieden werden müssen: Schalleitungsstörungen durch Mißbildungen und Erkrankungen des äußeren und Mittelohres, Schallempfindungsstörungen durch Innenohr- oder Hörnervschädigungen, kombinierte Schalleitungs-Schallempfindungs-Störungen sowie zentrale und psychogene Hörstörungen.

Bei angeborenen und frühkindlich erworbenen hochgradigen Hörstörungen fehlt jede spontane Sprachentwicklung. Hörstörungen mittleren Grades verursachen unterschiedlich stark ausgeprägte Sprachentwicklungsverzögerungen, die alle Bereiche der Sprache betreffen, während geringgradige Hörstörungen meist nur hörbedingte Stammel-

2 Sprech- und Sprachstörungen

fehler zur Folge haben. In Abhängigkeit vom Grad der Hörstörung treten zusätzlich durch die gestörte Hör-Stimm-Kontrolle Störungen der Stimmbildung und der Sprechatmung auf. Besonders schwerwiegend sind oft die Auswirkungen auf die psychische, intellektuelle und soziale Entwicklung dieser Kinder. Weiterhin ist zu beachten, daß beim Eintritt hochgradiger Hörstörungen vor dem 8. Lebensjahr regelmäßig eine Rückentwicklung aller sprachlichen Leistungen eintritt.

Wesentlich ist auch, bei Hörstörungen die Bedeutung der Schalleitungsschwerhörigkeiten mit Hörverlusten von etwa 40 dB[1] als Ursache von Sprachentwicklungsverzögerungen nicht zu unterschätzen, denn jedes Kind mit einer beiderseitigen Schallempfindungsschwerhörigkeit diesen Ausmaßes würde sofort nach der Diagnosestellung mit Hörgeräten versorgt. Bei Schalleitungsstörungen wird vordergründig jedoch immer die Behandlungsfähigkeit dieser Hörstörungen gesehen. Die Therapie wird dann aber häufig nicht intensiv genug durchgeführt oder vorzeitig beendet. So gibt es dann Kinder, die über Jahre ständig oder häufig wiederkehrend Schalleitungsschwerhörigkeiten haben, als deren Folge sich auch Sprachentwicklungsstörungen entwickeln können. Vor allem muß dieser Zusammenhang bei Kindern mit Lippen-, Kiefer- und Gaumenspalten beachtet werden.

Auch stärkere *Sehstörungen* können im Kleinkindalter negative Auswirkungen auf die Sprachentwicklung haben, da der Spracherwerb nicht unwesentlich durch visuelle Eindrücke unterstützt wird. Bedeutsam werden Sehstörungen insbesondere beim Vorliegen von Mehrfachschädigungen, z. B. beim gleichzeitigen Bestehen einer Schwerhörigkeit.

Aber nicht nur ausgeprägte frühkindliche Hirnschäden oder Sinnesbehinderungen können Sprachentwicklungsverzögerungen verursachen. Oft finden sich gerade bei Sprachentwicklungsstörungen nur schwer feststellbare Minimalsymptome im Sinne von auditiven, visuellen und taktil-kinästhetischen *Wahrnehmungsstörungen*, die meist im Rahmen einer minimalen Hirnschädigung, zum Teil verknüpft mit *Lernstörungen*, als *Teilleistungsschwächen* in Erscheinung treten.

Besonders erwähnt werden muß hier die schwerste Form der Hörwahrnehmungsstörung, die sog. *auditive Agnosie*. Dabei können Kinder Schallereignisse nicht deuten, obwohl sie peripher ein normales oder höchstens gering gestörtes Hörvermögen haben. Sie zeigen eine allgemeine Unfähigkeit der Geräusch- und Klangerkennung oder haben nur

---

1 Die Bezeichnung „dB" steht als Abkürzung für „Dezibel". Zur Angabe von Hörverlusten bei Patienten wird „dB" als Maßeinheit für eine logarithmisch gestufte Skala benutzt. So ist zum Ausgleich eines Hörverlustes von beispielsweise 40 dB eine 100fache Verstärkung des Schalldruckes erforderlich.

eine isolierte Sprachverständnisstörung. Die Beurteilung dieses Krankheitsbildes ist immer ausgesprochen schwierig, und häufig kann die Diagnose erst durch Verlaufsbeobachtungen mit Sicherheit gestellt werden. Häufiger sind demgegenüber inkomplette Ausprägungen von Hörwahrnehmungsstörungen, besonders in Form der partiellen Lautagnosie, bei der nur die Lautunterscheidung gestört ist.

Dagegen werden *Anomalien im Bereich der peripheren Sprechwerkzeuge* hinsichtlich ihres Einflusses auf die Sprachentwicklung häufig überschätzt. Dies betrifft z. B. das sog. angewachsene Zungenbändchen, das nie Ursache einer Sprachentwicklungsverzögerung ist, aber auch leichtere Anomalien im Bereich der Lippen, der Zähne und der Zunge. Lediglich Lippen-, Kiefer- und Gaumenspalten, submuköse Gaumenspalten, ein angeboren verkürztes Gaumensegel oder Gaumensegellähmungen können Sprachentwicklungsverzögerungen verursachen. Die übrigen Anomalien im Bereich der peripheren Sprechwerkzeuge führen höchstens zu leichten Artikulationsstörungen, aber nicht zu umfassenden Verzögerungen der Sprachentwicklung.

Eine weitere Ursache für Störungen der Sprachentwicklung stellen *körperliche Entwicklungsverzögerungen* und *Stoffwechselstörungen* dar. Bedeutsam sind schwere und langdauernde Allgemeinerkrankungen und hierunter insbesondere auch Störungen im Eiweiß-, Kohlenhydrat- und Fettstoffwechsel.

Zu erwähnen sind auch *psychische Entwicklungsstörungen*, wobei besonders darauf hinzuweisen ist, daß jede Verhaltensstörung genauestens psychiatrisch und psychologisch beurteilt werden muß, um insbesondere schwere psychische Fehlentwicklungen bereits im Anfangsstadium zu erkennen.

Ein Hauptproblem bei Sprachentwicklungsstörungen sind aber immer wieder *Mängel im sprachlichen Umfeld*. So erhalten Kinder häufig allein deshalb ungenügende sprachliche Anregungen, weil die Eltern stark beruflich belastet oder oft abwesend sind. Weitere Ursachen können längere Heim- und Klinikaufenthalte, gestörte Familienverhältnisse, gestörte Eltern-Kind-Beziehungen oder ein fehlender Kontakt zu gleichaltrigen Kindern sein. Auch schlechte sprachliche Vorbilder bei einer Betreuung der Kinder durch gehörlose, schwerhörige oder sprachgestörte Eltern oder Kontaktpersonen können sich sehr negativ auswirken. Bei Kindern aus Grenzgebieten oder bei Gastarbeiterkindern ist auch die Mehrsprachigkeit ein Faktor, der insbesondere bei Kindern, die primär einen mangelhaften Sprech- und Nachahmungstrieb haben, erheblich zu Verzögerungen der Sprachentwicklung beitragen kann. Doch auch bei einer Überfürsorglichkeit zeigen sich nicht selten negative Auswirkungen auf die Sprachentwicklung.

2 Sprech- und Sprachstörungen

2.1.4 Diagnostik

Aufgrund der Komplexität des Störungsbildes sind bei Sprachentwicklungsverzögerungen immer sehr umfangreiche Untersuchungen erforderlich. Dabei muß in erster Linie durch phoniatrische und weitere ärztliche Untersuchungen sowie ggf. psychologische Beurteilungen versucht werden, die Störungsursachen abzuklären. Dazu ist dann eine genaue Untersuchung nicht nur der Sprache, sondern auch der nichtsprachlichen Bereiche und der sozialen Wechselbeziehungen in kindgerechter Form erforderlich.

Sprachspezifisch müssen die Spontansprache, das Kommunikationsverhalten, das Sprachverständnis, der aktive Wortschatz, der Satzbau, die Hörgedächtnisspanne, die Unterscheidungs- und Anwendungsfähigkeit bedeutungsdifferenzierender Laute, die Artikulation und die sprachliche Lernfähigkeit erfaßt werden.

Nicht sprachspezifisch ist es vor allem erforderlich, die nichtsprachliche Kommunikationsfähigkeit zu beurteilen, wobei wichtig ist, wie diese kompensatorisch eingesetzt wird. Untersucht werden müssen auch die Grob- und Feinmotorik, die Mundmotorik, die Rhythmik sowie die Lernfähigkeit, und es sollen auch der geistige und der allgemeine Entwicklungsstand eingeschätzt werden. Zusätzlich bedürfen Wahrnehmungsstörungen einer besonderen Beachtung, da diese evtl. durch spezifische Therapiemaßnahmen ausgeglichen werden müssen.

Schließlich ist es notwendig, das sprachliche und nichtsprachliche Spiel- und Sozialverhalten in der Untersuchungs- und Therapiesituation zu beobachten. Dabei sollten vor allem auch die Beziehungen zwischen den Bezugspersonen und dem Kind genau analysiert werden.

2.1.5 Prognose

Die Prognose hängt bei Sprachentwicklungsstörungen immer von der Schwere und den Behandlungsmöglichkeiten der Grundursachen, dem Ausprägungsgrad der Sprachentwicklungsverzögerung und vor allem von der frühzeitigen Einleitung der Therapiemaßnahmen ab. Dabei ist zu beachten, daß primäre Defekte mit zunehmendem Alter zum Teil kompensiert werden, aber auch sekundäre Störungen entstehen können. Voraussagen sind deshalb immer nur im Einzelfall möglich. Im allgemeinen ist die Prognose jedoch günstig, wenn nicht von seiten der Grunderkrankung schwerwiegende, progrediente oder therapeutisch nicht bzw. nur wenig zu beeinflussende Schäden vorhanden sind, die therapeutischen Bemühungen Grenzen setzen.

2.1.6 Therapie

Therapeutische Maßnahmen müssen nach Abklärung der Störungsursachen immer so früh wie möglich einsetzen. Dabei muß für jedes Kind ein individueller Therapieplan entwickelt werden, der auch die Einbeziehung der Bezugspersonen in die Behandlung berücksichtigt. Es können auch interdisziplinäre Therapiemaßnahmen angezeigt sein, wenn die Störungsschwerpunkte in sehr unterschiedlichen Bereichen liegen. Dann ist aber unbedingt eine intensive Abstimmung der Therapieinhalte zwischen den Therapeuten erforderlich.

Kleinstkinder werden meist nicht direkt, sondern indirekt in der Form behandelt, daß den Eltern regelmäßig gezielte Hinweise zur Sprachförderung ihres Kindes gegeben werden. Erst bei Kindern über 3 Jahren wird dann eine direkte Therapie der Sprachentwicklungsstörungen durchgeführt, die dann jedoch intensiv erfolgen sollte. Diese Behandlung beinhaltet grundsätzlich die Anleitung der Bezugspersonen und die Arbeit mit dem Kind.

Die Bezugspersonen, meist die Eltern, müssen die Therapie insbesondere durch ein gezieltes sprachförderndes Erziehungsverhalten, die regelmäßige Anwendung von Therapieinhalten und durch eine genaue Beobachtung ihrer Kinder unterstützen. Hierzu erhalten sie gezielte Hinweise, die sie in die Lage versetzen, diese Anforderungen zu erfüllen. Dabei hat oft auch die Beeinflussung gestörter oder mangelhafter Familien- oder Eltern-Kind-Beziehungen eine große Bedeutung. Bei stärkeren Beziehungsproblemen und Konflikten in der Familie sollte deshalb stets eine Zusammenarbeit mit Erziehungsberatungsstellen oder Familientherapeuten angestrebt werden.

Die Form der direkten Therapie des Kindes hängt im wesentlichen von den Ursachen der Störung, der Lernfähigkeit des Kindes und vom Verhalten ab, das ein Kind während der Therapie zeigt. Hiernach wird entschieden, ob die Behandlung z. B. intensiv in Therapieblöcken mit dazwischenliegenden Pausen oder kontinuierlich durchgeführt werden soll. Bei leichteren Sprachentwicklungsstörungen hat sich bei uns eine sog. Intervalltherapie bewährt. Dabei werden die Kinder anfangs etwa 4 Wochen intensiv, mindestens 4mal wöchentlich behandelt. Dann wird eine individuell unterschiedlich lange Therapiepause von mehreren Wochen eingelegt, in der die Eltern bereits erarbeitete Therapieinhalte festigen sollen. In dieser Zeit werden deshalb nur Elternberatungen, in besonderen Fällen aber auch Kontrolluntersuchungen der Kinder durchgeführt, und es folgt dann wieder ein intensiver Therapieblock, in dem nun wieder neue Therapieschwerpunkte erarbeitet werden.

In der Regel wird in der Therapie an den Beeinträchtigungen in allen sprachlichen und nichtsprachlichen Bereichen gearbeitet, wobei auf der sprachlichen Ebene grundsätzlich eine schwerpunktmäßige Orientierung am augenblicklichen Leistungsstand des Kindes erforderlich ist. Hierbei muß wegen der engen Beziehungen zwischen Sprache und Denken aber vor allem gewährleistet werden, daß die geistigen und sozialen Voraussetzungen zum Erwerb der fehlenden sprachlichen Strukturen vorhanden sind oder geschaffen werden. Die sprachlichen Schwierigkeiten werden dann in der Reihenfolge behandelt, in der die Ausdifferenzierung der verschiedenen sprachlichen Leistungen während der normalen Sprachentwicklung erfolgt: Wortschatz, Satzbau und Grammatik, lautliche Ebene. Dazu werden Übungen durchgeführt, in denen das Kind in Situationen gebracht wird, zu deren Bewältigung die zu übende Äußerung sprachlich notwendig ist. Zuerst muß deshalb für das sprachliche Lernziel ein entsprechendes Sprachverständnis erreicht werden. Wird dieser rezeptive Teil beherrscht, kann im zweiten Schritt das gleiche Lernziel in einer kommunikativen Situation expressiv erarbeitet werden. Dabei ist es besonders wesentlich, das Kind zu befähigen, Fehler selbst wahrzunehmen und zu korrigieren.

Je nach den zugrundeliegenden Störungsursachen kann die Behandlungsdauer sehr unterschiedlich sein. Vorrangiges Ziel ist jedoch immer, die Störung bis zum Eintritt in die Regelschule zu beseitigen und vor allem Zurückstellungen vom Schulbesuch zu vermeiden. Dieses Ziel kann jedoch nicht in jedem Fall erreicht werden, und deshalb müssen bei diesen Kindern rechtzeitig behindertenspezifische, vorschulische und schulische Maßnahmen vorbereitet werden. Dies betrifft z. B. Kinder mit Körperbehinderungen, Hör- und Sehbehinderungen, geistigen Behinderungen, ausgeprägten Lernschwächen und Mehrfachbehinderungen.

2.2 Stammeln (Dyslalie)

2.2.1 Begriffsbestimmung

Mit den Begriffen Stammeln oder Dyslalie werden Sprechstörungen bezeichnet, die durch Störungen der Lautbildung charakterisiert sind. Es können einzelne Laute völlig fehlen, durch andere Laute ersetzt oder Laute fehlerhaft gebildet werden. Es wird hierunter aber auch die Unfähigkeit verstanden, Laute oder Lautverbindungen bedeutungsdifferenzierend anzuwenden.

Stammeln kann somit Folge einer Entwicklungsstörung der Lautbildung sein, die durch Aussprachefehler charakterisiert ist. Es ist dann meist ein Symptom im Rahmen einer allgemeinen Sprachentwicklungsverzögerung und entsprechend schwerwiegend. Andererseits können Stammelfehler aber auch allein durch krankhafte Veränderung des Sprechapparates verursacht werden. Dann ist meist nur eine Lautbildungsstörung vorhanden. Andere Bereiche der Sprache, z. B. Grammatik und Wortschatz, sind hierbei primär nicht betroffen. Es ist aber durchaus möglich, daß sich schwere Artikulationsstörungen sekundär auch negativ auf die gesamte Sprachentwicklung auswirken. Für die reinen Artikulationsstörungen durch Fehlbildungen oder Erkrankungen des Sprechapparates wird häufig auch der Begriff Dysglossie benutzt.

Vom Stammeln abgegrenzt werden müssen Störungen des zusammenhängenden Redeflusses, also Stottern und Poltern. Auch dysarthrische Sprechstörungen, die Folge von Erkrankungen der zerebralen Zentren, Bahnen und Kerne der am Sprechvorgang beteiligten Nerven sind, müssen gesondert betrachtet werden. Das gleiche betrifft die sog. faziobukko-lingualen Apraxien, die dadurch charakterisiert sind, daß unwillkürliche Bewegungen der Gesichts-, Lippen- und Zungenmuskulatur ungestört ablaufen, aber gezielte Artikulationsbewegungen, also Zweckbewegungen, nicht möglich sind. Eine Sonderstellung nimmt auch das Näseln (Rhinophonie, Rhinolalie) ein, da hierbei komplexe Laut- und Stimmklangveränderungen vorhanden sind.

2.2.2 Einteilung, Ursachen und Störungsbild

Stammeln kann nach unterschiedlichen Prinzipien eingeteilt werden.

Sehr gebräuchlich sind *quantitative Einteilungen*. Danach wird als isoliertes Stammeln die Fehlbildung eines Lautes bezeichnet. Ein partielles Stammeln betrifft wenige Laute, ein multiples Stammeln eine größere Zahl, während beim universellen Stammeln fast der gesamte Lautbestand betroffen ist. Der schwerste Grad des universellen Stammelns ist die reine Vokalsprache (Vokalismus).

Zusätzlich kann dann angegeben werden, ob die Stammelfehler konstant und konsequent auftreten. Beim konstanten Stammeln ist der Fehler immer vorhanden, beim inkonstanten Stammeln nur zeitweilig, während beim inkonsequenten Stammeln die Art der Fehlbildung bzw. der Ersatzlaut wechseln.

Quantitative Einteilungen charakterisieren diese Sprechstörung aber nur unzureichend, da sie hinsichtlich der Verständlichkeit der Sprache kaum eine Aussage zulassen. Hier müssen zusätzliche Kriterien herange-

2 Sprech- und Sprachstörungen

zogen werden. So ist es erforderlich, die Häufigkeit des Vorkommens des entsprechenden Lautes in der Sprache zu berücksichtigen und auch die sog. phonemische Breite eines Lautes, d.h. die noch allgemein akzeptierte Variationsbreite eines Lautes, in Betracht zu ziehen. Typisch sind hier z.B. die unterschiedlichen, zum Teil dialektal bedingten Realisationen des Lautes „r". Aber auch der Grad der Abweichung des Lautes von der Standardaussprache, also die „Noch-Erkennbarkeit" des Phonems (bedeutungsunterscheidender Laut) und die Stellung des Phonems in einer Silbe oder im Wort sind bedeutsam. Hinzu kommen die Einbeziehung äußerer Kommunikationsbedingungen, die die Sprachverständlichkeit evtl. zusätzlich erschweren können, wie das Sprechen im Lärm, aber auch sprachliche Umweltbedingungen (soziale Schicht, Umgangssprache, Standardsprache, Hochsprache, Sprechsituation usw.) mit unterschiedlichen Anforderungen und Erwartungen an die Sprechfähigkeit eines Kindes.

Stammelfehler lassen sich auch nach *qualitativen Gesichtspunkten* unterteilen. So werden beim isolierten Konsonantenstammeln zur Benennung der Fehlbildung die griechischen Buchstabenäquivalente der betroffenen Konsonanten mit den Endungen „-zismus" oder „-tismus" versehen: Sigmatismus, Rhotazismus, Lambdazismus usw. Mit der Vorsilbe „Para-" wird die Verwendung eines Ersatzlautes gekennzeichnet, z.B. Paralambdazismus, und ein Alpha privativum steht für das Fehlen eines Lautes, z.B. Asigmatismus.

Weiterhin kann durch die Begriffe Silben-, Wort- oder Satzstammeln die nicht korrekte Verwendung von Sprachlauten in Lautverbindungen (Silben), Wörtern oder Sätzen gekennzeichnet werden. Dabei wird der isolierte Laut korrekt gebildet, innerhalb einer Silbe oder einem Einzelwort wird er jedoch fehlerhaft gesprochen. Beim Wortstammeln sind somit die isolierte Lautbildung und die Aussprache von Silben ungestört, und beim Satzstammeln können sogar die Einzelwörter korrekt gesprochen werden.

Diese Unterscheidungen sind durchaus von praktischer Bedeutung, da hierdurch deutlich wird, warum bei vielen Kindern manchmal nur wenige Einzellaute gestört sind, während die Spontansprache durch ein fast universelles Stammeln völlig unverständlich ist.

Somit eignen sich qualitative Einteilungsprinzipien gut zur Bezeichnung der Einzellautstörungen und zur kurzen Charakterisierung der Erscheinungsformen einzelner Stammelfehler. Therapeutische Schlußfolgerungen lassen sich jedoch nur begrenzt daraus ableiten.

Auch bei einem Stammeln ist es deshalb erforderlich, sich stets vorrangig um eine Klärung der Ursachen der Störung zu bemühen und *ätiopathogenetische Einteilungsprinzipien* zu bevorzugen. Wir müssen deshalb vor allem unterscheiden, ob es sich bei dem Stammeln eines Kindes um eine Störung handelt, die Teil oder Folge einer allgemeinen Sprachentwicklungsverzögerung ist, oder ob eine reine Lautbildungsstörung vorliegt.

Aber auch die reinen Lautbildungsstörungen bedürfen einer weiteren Differenzierung, wobei insbesondere peripher bedingte Artikulationsstörungen (Dysglossien) von Störungen des sprachlichen Lauterwerbs und Lautgebrauchs abgegrenzt werden müssen. Dies ist jedoch im Einzelfall oft gar nicht einfach, da sich z. B. rein organische Störungen negativ auf die Gesamtentwicklung eines Kindes und damit auch auf die Sprachentwicklung auswirken können oder im Rahmen von Krankheitssyndromen überhaupt keine eindeutige Zuordnung möglich ist. So sind auch bei ursachenorientierten Einteilungen unterschiedliche Betrachtungsweisen möglich, auf die hier nicht näher eingegangen werden kann. Im folgenden sollen deshalb, unabhängig von wissenschaftlichen Nomenklaturfragen, nur die wichtigsten Ursachengruppen kurz erläutert werden.

Eine Besonderheit stellt bei der Betrachtung des Störungs- oder Krankheitsbildes Stammeln das *„Entwicklungsstammeln"* oder *„physiologische Stammeln"* dar, denn im Rahmen der normalen Sprachentwicklung eines jeden Kindes treten entwicklungsbedingte Stammelfehler auf. Diese sind, wenn die sonstige Sprachentwicklung – insbesondere die Entwicklung des Wortschatzes und der Grammatik – altersgemäß verlaufen, normal und bedürfen keiner Behandlung. Erst wenn solche Lautfehlbildungen auch noch nach dem vollendeten 3. oder 4. Lebensjahr vorhanden sind, sollte eine Therapie durchgeführt werden, damit die Lautbildung bis zum Schuleintritt korrekt ist.

In einzelnen Sprachen können hierbei unterschiedliche Laute oder Lautverbindungen besonders betroffen sein. Im Deutschen ist es vor allem der s-Laut, der falsch gebildet wird (Lispeln). Im Tschechischen ist der dem Schriftzeichen „ř" entsprechende eigenartig schwingende Zischlaut (eine Art gezischtes „r"), wie in Dvořák, besonders häufig gestört. Fast ein Viertel aller Dyslalien bei tschechischen Kindern wird durch diesen nicht ganz richtig als „Rhotazismus bohemicus" bezeichneten Fehler verursacht.

Wie bei den Sprachentwicklungsverzögerungen kann auch ein Stammeln in seltenen Fällen erblich bedingt im Rahmen eines *familiären Sprachschwächetyps* auftreten. Das Stammeln ist hierbei oft ein hartnäckiges Restsymptom der allgemeinen sprachlichen Entwicklungshemmung. Häufig finden sich aber kombiniert auch noch weitere Symptome einer sprachlichen Gestaltungsschwäche. Viele stammelnde Kinder sind unmusikalisch.

2 Sprech- und Sprachstörungen

Unter dem Oberbegriff *organisches Stammeln* werden die Störungsbilder zusammengefaßt, bei denen anlagebedingte oder erworbene Defekte im peripher-rezeptiven, zentralen oder peripher-expressiven Bereich der an der Lautbildung beteiligten Organe und Organsysteme vorliegen.

Besonders wesentlich ist als peripher-rezeptive Störung das *audiogene Stammeln*. Je nach dem Grad einer Hörstörung und dem betroffenen Frequenzbereich finden sich bei Hörstörungen graduell unterschiedliche Verzögerungen der Sprachentwicklung oder Stammelfehler, wobei bei Hochtonhörverlusten besonders häufig Fehlbildungen der Zisch- und Reibelaute auftreten. Aber auch ein funktionell offenes Näseln, eine insgesamt unscharfe Artikulation, das Auslassen von Endsilben, Akzentverschiebungen oder eine Überhöhung der mittleren Sprechstimmlage können auf Hörstörungen beruhen.

Hochgradige Hörstörungen werden heute seltener übersehen, aber Hochtonverluste und mittelgradige Schwerhörigkeiten werden immer noch häufig viel zu spät diagnostiziert. Auch hier ist wieder auf das Problem der mittelgradigen Schalleitungsstörungen hinzuweisen, die oft über Jahre unzureichend behandelt oder sogar dem Selbstlauf überlassen werden.

Auch als Folge angeborener oder frühkindlich erworbener *Sehstörungen* können Stammelfehler gehäuft auftreten, da die visuelle Wahrnehmung neben der akustischen und taktilen Wahrnehmung im Spracherlernungsprozeß eine bedeutende Rolle spielt. Allerdings sind die Angaben zur Häufigkeit von Sprech- und Sprachstörungen bei sehgestörten Kindern sehr unterschiedlich. Dies hängt wahrscheinlich damit zusammen, daß einzelne Autoren offenbar auch Kinder mit Mehrfachbehinderungen in ihre Untersuchungen einbezogen haben.

Peripher-expressiv bedingt sind die Stammelfehler, die durch *Defekte der Artikulationsorgane* oder der sie versorgenden Nerven verursacht werden. Hierfür sind auch die Begriffe Dysglossie oder mechanisches Stammeln gebräuchlich. Je nach dem Sitz der Läsion bzw. der betroffenen Artikulationsstelle können diese Störungen weiter differenziert werden. So lassen sich labiale, dentale, linguale, palatale und nasale Dysglossien unterscheiden. Bedeutsam sind aber auch im Hinblick auf das Stammeln meist nur ausgeprägtere organische Defekte, wie Lippen-, Kiefer-, Gaumen-Spalten, submuköse Gaumenspalten oder Gaumensegellähmungen. Leichtere Zahnstellungs- und Gaumenformanomalien, angewachsene Lippen- oder Zungenbändchen verursachen dagegen nur in Ausnahmefällen Artikulationsstörungen. Um schwerwiegende therapeutische Fehleinschätzungen zu vermeiden, muß deshalb in jedem Einzelfall eingehend geprüft werden, ob tatsächlich der organische Defekt Ursache des Stammelns ist.

Die klinische Diagnose eines *zentralen Stammelns* ist noch ganz unsicher. Als Ursache der Lautbildungsstörungen vermutet man diskrete zerebrale Funktionsstörungen. Diese treten aber nur selten isoliert in Erscheinung. Meist findet man hier bei genauerer Diagnostik noch weitere Störungen der *allgemeinen* Sprachentwicklung.

Auch bei *genetisch verursachten Erkrankungen, geistigen Behinderungen, allgemeinen körperlichen Entwicklungsstörungen, schweren Stoffwechselstörungen und schweren allgemeinen Erkrankungen* treten Stammelfehler fast nie isoliert, sondern nur im Rahmen oder als Restsymptom einer Sprachentwicklungsverzögerung in Erscheinung und müssen entsprechend diagnostisch abgeklärt werden.

Im Gegensatz zu den eindeutig organisch verursachten Störungen der Lautbildung wurden früher unter dem Oberbegriff „*funktionelles Stammeln*" Störungsbilder zusammengefaßt, bei denen organische Ursachen fehlen bzw. mit unseren heutigen diagnostischen Möglichkeiten (noch) nicht nachgewiesen werden können. Es handelt sich um das sog. sensorische, das konditionierte und das motorische Stammeln. Diese Störungen haben aber sicher zentrale Ursachen, so daß diese ätiologischen Gruppen wohl am ehesten dem zentralen Stammeln zuzuordnen wären.

Beim *sensorischen Stammeln* finden sich bei normaler peripherer Hörfunktion Störungen, die von der akustischen Unaufmerksamkeit über Störungen der auditiven Merkfähigkeit und der Fähigkeit zur Sprachlautunterscheidung alle Übergänge bis zu den zentralen Hörstörungen zeigen. Diese Gruppe kann deshalb auch in zentral-audiogene Dyslalien und sensorisch-dysgnostische Dyslalien unterteilt werden. Vornehmlich tritt die Störung als phonematische Differenzierungsschwäche bzw. als partielle akustische Lautagnosie in Erscheinung. Hierbei können unterschiedliche Phoneme, z. B. die Einzellaute „t" und „k", akustisch nicht differenziert werden. Es sind meist nach Klang oder Bildungsmechanismus verwandte Laute betroffen.

Eine besondere Störung zeigt sich als *konditioniertes Stammeln*. Dies liegt vor, wenn falsche und richtige Sprachlaute bei anderen Personen korrekt unterschieden werden können, der richtige Höreindruck aber mit einem falschen eigenen Lautprodukt gekoppelt ist. Diese Kinder können deshalb Lautbildungsfehler bei anderen Personen erkennen. In der eigenen Lautsprache gelingt ihnen dagegen diese Unterscheidung nicht.

Beim *motorischen Stammeln* ist eine motorische Ungeschicklichkeit des Sprechapparates nachweisbar. Es besteht also eine Störung im motorisch-expressiven Bereich. Im allgemeinen werden diese Störungen deshalb als Mundmotorikstörungen oder myofunktionelle Dysfunktionen gekennzeichnet. Die phonematische Diskriminationsfähigkeit ist dabei völlig ungestört. Somit werden fehlerhafte Lautrealisationen bei anderen Personen und in der eigenen Sprache erkannt. Diese Fehlleistungen können deshalb in etwa mit artikulatorischen Schwierigkeiten des Erwachsenen beim Erlernen einer Fremdsprache verglichen werden.

Diese drei Ursachengruppen des „funktionellen Stammelns" treten nur selten in isolierter Form in Erscheinung. Meist lassen sich Ausfälle in verschiedenen Bereichen nachweisen, und es bestehen auch fließende Übergänge zu den eindeutig organischen Störungen. Der Begriff „funktionelles Stammeln" sollte deshalb heute nicht mehr verwendet werden.

Stammelfehler können auch rein *psychogen* verursacht sein. Ursachen hierfür sind die bewußte und unbewußte Nachahmung, psychogene Fehlentwicklungen und neurotische Verhaltensweisen. So wird nicht selten der Sigmatismus einer Bezugsperson, der Mutter oder auch einer Erzieherin nachgeahmt, und noch häufiger sehen wir Kinder, die aus psychischen Gründen die Kindersprache beibehalten oder sogar Rückfälle in kindliche Sprechweisen zeigen, um eine stärkere Aufmerksamkeit der Umwelt zu erreichen. Besonders oft finden sich solche Verhaltensweisen bei Kleinkindern nach der Geburt von Geschwistern.

Letztlich muß aber auch noch auf den Mangel an sprachlicher Anregung als Ursache für ein *milieubedingtes Stammeln* hingewiesen werden. Es gelten hier die gleichen Gesichtspunkte, wie sie schon für die verzögerte Sprachentwicklung dargestellt wurden. Milieubedingte Faktoren sind jedoch nicht nur als alleinige Ursache für Stammelfehler wesentlich, sondern wirken sich natürlich besonders dann verstärkend aus, wenn bereits aus anderer Ursache eine Sprech- oder Sprachentwicklungsstörung besteht.

2.2.2.1 Störungen der Zischlautbildung

Von den Einzellautstörungen müssen die Störungen der Zischlautbildung kurz gesondert erwähnt werden, da die Zischlaute im Deutschen am häufigsten gestört sind. Besonders ist der s-Laut betroffen. Es liegt dann ein Sigmatismus (Lispeln) – im engeren Sinne – vor, denn manchmal werden die Störungen der Zischlautbildung insgesamt unter dem Begriff Sigmatismus zusammengefaßt. Für die Störung des sch-Lautes wird jedoch meist die Bezeichnung Schetismus verwandt, und für die Störung des ch-Lautes ist der Begriff Chitismus gebräuchlich.

Eine Übersicht über die wesentlichsten pathologischen Sigmatismusformen gibt Tabelle 1.

Tabelle 1. Pathologische Sigmatismusformen (Nach v. Arentsschild 1982)

- *Sigmatismus labialis, bilabialis und labiodentalis*, ohne Beteiligung der Zunge,
- *Sigmatismus interdentalis*, gut sichtbar, häufig psychogen oder entwicklungsbedingt,
- *Sigmatismus addentalis*, mit fächerförmigem Luftaustritt zwischen der ganzen Zahnreihe, auch bei Hörstörungen, häufig bis ins Erwachsenenalter,
- *Sigmatismus stridens*, bei zu tiefer Zungenrinne und zu kräftigem Luftstrom als Ausdruck einer Überartikulation,
- *Sigmatismus lateralis oder bilateralis* (Hölzeln), mit Luftaustritt zwischen den Molaren (Mahlzähnen) in die Wangentasche und erst dann aus dem meist nach der Seite verzogenen Mundwinkel, mit normaler Lage der Zungenspitze; therapeutisch hartnäckig,
- *Sigmatismus lateroflexus*, mit Luftaustritt im Bereich der Canini (Eckzähne) und entsprechendem Abweichen der Zungenspitze,
- *Sigmatismus palatalis*, bei zu weit hinten liegender Überwindungsstelle, häufiger bei Hörstörungen,
- *Sigmatismus pharyngealis*, bei Bildung in der (im Deutschen pathologischen) vierten Artikulationszone zwischen Zungengrund und Rachenhinterwand, besonders bei der Gaumenspaltensprache,
- *Sigmatismus laryngealis*, in der fünften Artikulationszone im Kehlkopfbereich (diese normal nur beim Respiranten [h]),
- *Sigmatismus nasalis*, bei Luftaustritt aus der Nase, wobei zugleich pharyngeale oder laryngeale Überwindungsstellen gebildet werden können.

In Süddeutschland wird vielfach dialektbedingt das stimmhafte [z] durch das stimmlose [s] ersetzt.

2.2.3 Diagnostik

Wie bei der verzögerten Sprachentwicklung dargestellt, sind auch bei Lautbildungsstörungen immer primär ärztlich-phoniatrische Untersuchungen erforderlich, um die Ursachen des Stammelns zu klären. Daran schließt sich eine genaue sprachspezifische Diagnostik an, bei der besonders die Art und der Umfang der Lautbildungsstörungen erfaßt werden müssen. Für diese Überprüfung und die Aufzeichnung der Befunde stehen verschiedene Lautprüfmittel mit Bildkarten, Situationsbildern und entsprechenden Formularen zur Verfügung. Die Untersuchungen müssen kindgerecht in spielerischer Form durchgeführt werden, wobei besonderer Wert auf die Überprüfung der Spontansprache gelegt werden muß. Aber auch bei einem Stammeln ist es, wie bei der Sprachentwicklungsverzögerung, stets erforderlich, auch nichtsprachliche Bereiche zu beurteilen, um ein umfassendes Urteil hinsichtlich des Gesamtstörungsbildes zu gewinnen.

Einzelne *Sigmatismusformen* können oft mit einfachen Methoden unterschieden werden, wobei jedoch beachtet werden muß, daß während des Zahnwechsels durch Zahnlücken Fehlbeurteilungen entstehen können.

Mit dem Zungenversuch lassen sich linguale Sigmatismen von anderen Formen abgrenzen, indem durch aktive oder passive Zungenlageveränderungen Verbesserungen oder Verschlechterungen des Zischlautklanges erreicht werden, und so die Beteiligung der Zunge an der Fehlbildung nachgewiesen oder ausgeschlossen werden kann.

Der Nasenversuch dient der Diagnose eines nasalen Sigmatismus und beruht darauf, daß sich der Klangcharakter des nasal gebildeten Zischlautes bei zugehaltener Nase verändert.

Mit dem Wangenklopfversuch kann bei lateralen Sigmatismen die Lokalisation der fehlerhaften Zischlautbildung erfolgen, da bei Beklopfen der Wange während der s-Laut-Phonation an der entsprechenden Stelle eine Änderung des Zischlautgeräusches eintritt. Ein gleiches Ergebnis zeigt der Wangenversuch, wobei die Wange wiederholt leicht abgezogen wird.

Das Abhorchröhrchen, ein Hörschlauch mit zugespitztem Glasröhrchen, gestattet die Lokalisation des Luftstrahlaustrittes an der Zahnreihe.

2.2.4 Prognose

Die Prognose des Stammelns ist vor allem hinsichtlich der Therapiedauer von den Störungsursachen abhängig. Im allgemeinen kann die Prognose jedoch als gut bezeichnet werden.

2.2.5 Therapie

Die Therapie des Stammelns sollte immer dann, wenn dies möglich ist, primär die Besserung oder Beseitigung der Störungsursachen zum Ziel haben. Aber auch dann, wenn dies nicht zu erreichen ist, muß die Therapie ätiologisch orientiert geplant und durchgeführt werden. Wesentlich ist dabei vor allem die Entscheidung, wann die Therapie eingeleitet werden soll. Die Zeitpunkte hierfür können sehr unterschiedlich sein. Entscheidend ist auch hier wieder, ob die Ursachen des Stammelns beseitigt, gebessert oder evtl. nur wenig beeinflußt werden können. So müssen z. B. bei manchen Kindern mit Lippen-Kiefer-Gaumen-Spalten Frühbehandlungen schon vor dem 3. Lebensjahr in spielerischer Form unter Anleitung der Eltern durchgeführt werden, während leichte Zischlautbildungsstörungen evtl. erst kurz vor dem Schuleintritt behandelt werden müssen.

Grundlage der eigentlichen Sprechbehandlung ist dann stets eine Übungstherapie. Diese beinhaltet eine Basistherapie, eine spezielle Artikulationsbehandlung und Anwendungsübungen.

Bereits die *Basistherapie* des Stammelns muß ursachenorientiert erfolgen. So sind bei sensorischem Stammeln vorrangig Hörübungen zur

Schulung des phonematischen Gehörs, also zur Schulung der zentralen Hörleistungen durchzuführen. Das konditionierte Stammeln erfordert dagegen eine besondere Schulung taktiler Leistungen im Bereich der Artikulationsorgane, da bei der speziellen Artikulationsbehandlung stets ein neuer Laut angebildet werden muß, und bei motorischem Stammeln müssen vor allem allgemeine Bewegungsübungen und Mundmotorikübungen durchgeführt werden.

Bei organischen Störungen sind behinderungsspezifische Gesichtspunkte besonders zu berücksichtigen. So erfordern audiogene Dyslalien systematische Hörübungen, Absehübungen und ein Artikulationstraining. Bei mechanischen Dyslalien müssen Ersatzmechanismen gefunden und eingeübt werden. Bei zentralen Dyslalien steht die gezielte Förderung gestörter Wahrnehmungsfunktionen im Vordergrund.

Bei psychogen verursachten Dyslalien sind Elternberatungen und evtl. psychotherapeutische Maßnahmen Grundlage jeder weiteren Therapie.

Diese hier angedeuteten Differenzierungen in der Basistherapie dürfen aber nicht zu dem Fehlschluß verleiten, daß ein sensorisch bedingtes Stammeln *nur* mit Hörübungen oder ein motorisches Stammeln *nur* mit Mundmotorikübungen erfolgreich behandelt werden kann. Hier sollten nur Schwerpunkte aufgezeigt werden, denn stets müssen bei jedem stammelnden Kind die Bereiche Hören, Sehen und Fühlen systematisch gefördert werden. Dabei sollten auch verhaltenstherapeutische und lerntheoretische Gesichtspunkte Beachtung finden, um die Sprech- und Lernfreude des Kindes zu fördern und zu erhalten.

Bei der eigentlichen *Artikulationsbehandlung* kann entweder von der Erlernung eines neuen Lautes oder von der Korrektur des falschen Lautes ausgegangen werden.

Das Erlernen eines neuen Lautes ist bei kleinen Kinder als Methode der Wahl anzusehen. Der entscheidende Vorteil besteht darin, daß mit verschiedenen Verfahren und zum Teil in spielerischer Form die Bildung des neuen Lautes erreicht werden kann, ohne daß eine Aufmerksamkeitshinwendung des Kindes auf seine Störung erforderlich wird. So kann die Entwicklung eines Störungsbewußtseins mit allen negativen Folgen vermieden werden.

Zur Erlernung des neuen Lautes sind der Einsatz aktiver und passiver Methoden möglich. Aktive oder Ableitmethoden gehen von korrekt gebildeten Lauten ähnlicher Bildungsweise aus. Der zu erlernende Laut wird hierbei unter aktiver Mitarbeit des Kindes bewußt aus dem ähnlich gebildeten Laut entwickelt. Passive Methoden benutzen instrumentelle Hilfen (Sonden, Spatel, Röhrchen usw.), um die richtige Einstellung der Artikulationsorgane, meist der Lippen und der Zunge, zu erreichen.

2 Sprech- und Sprachstörungen

Lautkorrekturmethoden sind besonders bei älteren Kindern und Erwachsenen erfolgversprechend, da bei diesen Patienten bereits ein Störungsbewußtsein vorhanden ist. Durch eine genaue Symptomanalyse wird die Aufmerksamkeit des Patienten bewußt auf den gestörten Artikulationsvorgang gelenkt. Durch ein stellungsphonetisches Artikulationstraining wird dann, zum Teil unter Benutzung optischer und taktiler Hilfen, die physiologische Artikulationseinstellung erreicht.

Sobald Laute übungsmäßig korrekt gebildet werden können, muß deren Anwendung in Silben, Wörtern, Sätzen, beim Nachsprechen, Nacherzählen und freien Sprechen geübt werden. Anwendungsübungen sind somit, dem jeweiligen Sprachstand entsprechend, bereits während der Artikulationsbehandlung notwendig.

Ziel jeder Dyslaliebehandlung ist die restlose Beseitigung der Sprechstörung. Es sei deshalb ausdrücklich darauf hingewiesen, daß jede Therapie erst dann als abgeschlossen gelten kann, wenn die Kinder alle Laute und Lautverbindungen in der Spontansprache korrekt verwenden können.

2.3 Dysgrammatismus

2.3.1 Begriffsbestimmung

Der Dysgrammatismus wird heute meist als eine Störung des Spracherwerbs und Sprachgebrauchs definiert, bei der eine Unfähigkeit besteht, richtig gedachte Sachverhalte morphologisch (nach der Lehre von der Stammbildung und der Beugung der Wörter) und syntaktisch (nach der Satzlehre) regelrecht auszudrücken.

Unklar ist hierbei jedoch, ob die Denkprozesse bei diesen sprachsystematischen Störungen tatsächlich „richtig" ablaufen, wie es in dieser Definition zum Ausdruck kommt. Aufgrund unserer bisherigen Kenntnisse kann diese Frage noch nicht beantwortet werden. Zu beachten ist aber, daß bei einem Dysgrammatismus ein nur verzögerter Erwerb grammatischer Strukturen von Störungen abgegrenzt werden kann, bei denen die Entwicklung der Grammatik strukturell gestört ist. Hier treten grammatische Formen auf, die im Regelsystem der Muttersprache nicht vorhanden sind.

Auch der Grammatikerwerb wird unterschiedlich erklärt. Lerntheoretische Modelle gehen dabei davon aus, daß Sprache insgesamt durch Nachahmung, Verstärkung und Übung erworben wird, während psycholinguistische Modelle zum Teil einen angeborenen Spracherwerbsmechanismus postulieren.

2.3.2 Ursachen

Im Rahmen des Spracherlernungsprozesses ist ein Dysgrammatismus im 2. und 3. Lebensjahr physiologisch. Zeigt jedoch ein Kind nach dem vollendeten 3. Lebensjahr noch deutliche Abweichungen vom altersgemäßen Sprachgebrauch, muß eine schwerwiegendere Spracherwerbsstörung angenommen werden.

Der Dysgrammatismus tritt meist im Rahmen einer allgemeinen Sprachentwicklungsverzögerung auf und hat dann auch die gleichen Ursachen. Insoweit gilt auch hier, daß ein Dysgrammatismus natürlich auch schon vor der Vollendung des 3. Lebensjahres bedeutsam sein kann, wenn die Sprachentwicklung insgesamt erheblich verzögert verläuft. Weiterhin muß betont werden, daß der Dysgrammatismus zwar vorrangig Folge einer zentral bedingten Störung der Sprachentwicklung ist, aber auch grammatische Strukturen nur erworben werden können, wenn die peripheren und zentralen Sinnesfunktionen intakt sind. Verzögerungen des sprachlichen Regelerwerbs sind sogar dann möglich, wenn nur die Artikulation bei schweren organischen Defekten des Sprechapparates schwerst gestört oder unmöglich ist.

Nur selten tritt ein Dysgrammatismus relativ isoliert als Ausdruck einer echten Teilleistungsschwäche auf. Ursächlich lassen sich dann meist deutliche auditive Wahrnehmungsstörungen nachweisen.

2.3.3 Diagnostik

Hinsichtlich der Diagnostik gelten die gleichen Grundsätze, wie sie bei der Sprachentwicklungsverzögerung dargestellt wurden. Somit müssen nach den ärztlichen Untersuchungen die allgemeine Sprachentwicklung, die Intelligenz, die Wahrnehmungsfunktionen, die nichtsprachliche Kommunikationsfähigkeit und die psychosoziale Entwicklung des Kindes beurteilt werden, da ein Dysgrammatismus stets den Spracherwerb insgesamt beeinträchtigt.

Das Ausmaß des Dysgrammatismus kann dann speziell mit verschiedenen Untersuchungsverfahren bestimmt werden. Hier ist aber anzumerken, daß alle heute zur Verfügung stehenden Prüfmittel Mängel aufweisen, auf die hier jedoch nicht näher eingegangen werden kann.

Meist wird der Dysgrammatismus derzeit nach Remmler in 4 Schweregrade eingeteilt: schwerster Grad, schwerer Grad, mittlerer Grad und leichter Grad. Beim schwersten Grad werden nur Einzelwörter benutzt, die in Verbindung mit Mimik, Gestik, Stimmodulation und Situation ganze Sätze vertreten. Grammatische Strukturen fehlen somit völlig. Zum Teil werden Einzelwörter aneinandergereiht. Dagegen

2 Sprech- und Sprachstörungen

sind beim leichten Grad nur einige grammatische Fehlleistungen vorhanden. So müssen einfache Sätze mit 7 bis 8 Wörtern fehlerfrei gesprochen werden können.

Das Prüfverfahren besteht aus 4 Aufgaben: Nachsprechen von Sätzen zu Bildern, Nacherzählen einer Geschichte nach Bildern, Umsetzung einer Bildfolge in eine Geschichte, Nacherzählen einer Geschichte. Zusätzlich ausgewertet wird die Spontansprache in Alltags- und Unterrichtssituationen.

2.3.4 Prognose

Da der Dysgrammatismus meist Teilsymptom einer Sprachentwicklungsverzögerung ist, hängt die Prognose weitgehend von den allgemeinen Besserungsmöglichkeiten der Sprachentwicklungsstörung ab. Der Dysgrammatismus kann jedoch ein sehr hartnäckiges Symptom im Rahmen von Sprachentwicklungsstörungen sein. Im allgemeinen ist die Prognose jedoch günstig.

2.3.5 Therapie

Für die Therapie des Dysgrammatismus ist es wesentlich, die Reihenfolge des Erwerbs grammatischer Strukturen im physiologischen Spracherwerbsprozeß zu beachten und die Dysgrammatismustherapie sinnvoll in den Gesamttherapieplan einzuordnen. Selbstverständlich bedürfen auch hierbei zugrundeliegende Störungen, z. B. Wahrnehmungsdefizite einer speziellen Förderung. Wichtig ist jedoch zu wissen, daß durch eine alleinige Wahrnehmungstherapie die Grundlagen für den Spracherwerb zwar verbessert werden, sich aber danach die Sprachentwicklung in der Regel nicht von selbst normalisiert. Dies kann nur durch eine intensive Sprachbehandlung erreicht werden, und dies gilt ganz besonders für die Störungen des Grammatikerwerbs.

2.4 Eingeschränkter Wortschatz

2.4.1 Begriffsbestimmung

Einschränkungen des Wortschatzes betreffen den passiven und den aktiven Wortschatz. Sie sind das erste Symptom einer Sprachentwicklungsverzögerung. Bei normaler Sprachentwicklung ist der passive Wortschatz meist nur wenig größer als der aktive. Bei expressiven Sprachentwicklungsstörungen können hierbei jedoch erhebliche Unterschiede auftreten.

2.4.2 Ursachen

Ein nicht altersgemäßer Wortschatz findet sich bei Kindern im allgemeinen nur im Rahmen einer Sprachentwicklungsverzögerung. In seltenen Fällen können Wortschatzeinschränkungen aber auch erworben bei Aphasien im Kindesalter auftreten.

2.4.3 Diagnostik

Detaillierte Untersuchungen zum normalen Umfang des aktiven und passiven Wortschatzes bei Kindern sind schwierig und deshalb nur selten durchgeführt worden. Der aktive Wortschatz umfaßt im Alter von 18 Monaten höchstens 50 Wörter, mit 24 Monaten ca. 200 Wörter, aber schon mit 36 Monaten ca. 900 Wörter. Es genügt aber bei Wortschatzüberprüfungen nicht, nur zahlenmäßig den Umfang des Wortschatzes festzustellen, sondern es müssen auch die Art der Äußerungen und die Sinnbereiche erfaßt werden. Es ist auch nicht gleichgültig, über welche Wortarten das Kind in welchem Umfang verfügt, da Substantive, Adjektive oder Verben nicht gleichwertig sind. So bestehen gerade bei der Überprüfung des Wortschatzes oft erhebliche Schwierigkeiten.

Zur Diagnostik stehen verschiedene Tests zur Verfügung, die aber bisher nur teilweise normiert sind. Mit gewissen Einschränkungen können auch nonverbale und verbale Teile aus Intelligenztests vergleichend zur Überprüfung des Wortschatzniveaus herangezogen werden.

2.4.4 Prognose

Die Wortschatzentwicklung hängt immer von der Beeinflußbarkeit der zugrundeliegenden Störungsursachen ab. Im allgemeinen ist die Prognose günstig.

2.4.5 Therapie

Für die Therapie gelten generell die Grundsätze, wie sie bei der Sprachentwicklungsverzögerung dargestellt wurden.

2 Sprech- und Sprachstörungen

2.5 Lese-Rechtschreib-Schwäche (LRS)

2.5.1 Begriffsbestimmung

Die Lese-Rechtschreib-Schwäche soll hier nur kurz angesprochen werden, da Lesen und Schreiben als höhere Formen sprachlicher Leistungen angesehen werden müssen, und bei diesen Störungen ursächlich nicht nur Lernprozesse eine Rolle spielen.

Die Definitionen dieses Störungsbildes sind uneinheitlich und davon abhängig, ob pädagogische oder medizinische Gesichtspunkte mehr in den Vordergrund der Betrachtung gerückt werden.

Die pädagogischen Definitionen betonen die anlagebedingte Lernschwäche bei hinreichender Intelligenz und normalen Sinnesfunktionen, während aus medizinischer Sicht vorrangig die Störungen der Wahrnehmung, vor allem im visuellen Bereich sowie synthetische und analytische Störungen hervorgehoben werden. Sicher haben aber beide Definitionen im Einzelfall ihre Berechtigung.

2.5.2 Ursachen und Symptomatik

Sicher muß die Lese-Rechtschreib-Schwäche als multikausales, multifaktorielles Syndrom aufgefaßt werden. Aus neuropsychologischer Sicht werden meist 3 Formen differenziert: LRS mit Sprachstörungen, LRS mit Koordinationsstörungen der Artikulation und der Schreibbewegung sowie LRS mit visuellen Perzeptionsstörungen.

Die einzelnen Ursachen können sehr mannigfaltig sein. Auffällig ist oft der Zusammenhang mit familiären Sprachschwächen. Zum Teil lassen sich auch organische Ursachen, wie Sehschwächen, Hörstörungen, motorische Störungen, frühkindliche Hirnschäden oder minimale zerebrale Dysfunktionen, evtl. mit weiteren Teilleistungsstörungen, nachweisen. Wesentlich sind aber auch intellektuelle Minderbegabungen, psychosoziale und soziokulturelle Faktoren.

Betont werden muß, daß es bei einer Lese-Rechtschreib-Schwäche keine typischen Fehler gibt, die auf bestimmte ätiologische Faktoren hinweisen könnten. Entscheidend ist allein die Zahl der Fehler.

2.5.3 Diagnostik

Bei Lese-Rechtschreib-Schwächen müssen stets sehr umfangreiche und zeitaufwendige medizinische und psychologische Untersuchungen durchgeführt werden, um die Ursachen der Störung festzustellen. Dabei ist es erforderlich, alle Bereiche zu untersuchen, die ursächlich für dieses Störungsbild sein können.

2.5.4 Prognose

Auch bei der Lese-Rechtschreib-Schwäche ist die Prognose vorrangig von der Beeinflußbarkeit der ätiologischen Faktoren, aber insbesondere auch von der Intensität der Fördermaßnahmen abhängig. Die Prognose der Lesestörungen ist meist besser als die der Schreibstörungen, die nicht selten lebenslang bestehen bleiben.

2.5.5 Therapie

Da Lese-Rechtschreib-Schwächen meist erst im 2. Schuljahr auffallen, werden die betroffenen Kinder im pädagogischen Bereich erfaßt, und es werden dann meist entsprechende pädagogische und sonderpädagogische Fördermaßnahmen eingeleitet. Diese Maßnahmen wurden aber in den letzten Jahren administrativ erheblich eingeschränkt, so daß jetzt bei den Kindern, bei denen die Legasthenie Folge einer Teilleistungsschwäche des Gehirns ist, medizinisch indizierte Behandlungen von Logopäden übernommen werden müssen. Dabei kann es aber nicht Aufgabe der Logopäden sein, ersatzweise den Lese- und Schreibunterricht durchzuführen, sondern sie können sich hier nur bemühen, die zugrundeliegenden Wahrnehmungsstörungen und motorischen Störungen zu beseitigen oder zu bessern.

2.6 Näseln

2.6.1 Begriffsbestimmung

Näseln entsteht bei Veränderungen der Nasenresonanz. Wir finden dann einerseits Störungen des Stimmklanges, die als Rhinophonie bezeichnet werden, andererseits aber auch Störungen der Lautbildung im Sinne einer Rhinolalie. Es lassen sich 3 Formen des Näselns unterscheiden: das offene, das geschlossene und das gemischte Näseln.

Beim offenen Näseln (Rhinophonia bzw. Rhinolalia aperta) ist die Nasenresonanz bei der Bildung von Mundlauten verstärkt (Hyperrhinophonie). Dagegen besteht beim geschlossenen Näseln (Rhinophonia

2 Sprech- und Sprachstörungen

bzw. Rhinolalia clausa) eine verminderte Nasenresonanz bei der Nasallautbildung (Hyporhinophonie). Gemischtes Näseln entsteht, wenn gleichzeitig Faktoren für offenes und geschlossenes Näseln vorhanden sind.

Zusätzlich muß beachtet werden, daß beim Näseln nicht nur die Frequenzmuster der Laute selbst verändert sind, sondern auch die Lautübergänge zum Teil erhebliche Veränderungen aufweisen, besonders hinsichtlich der Zeitstruktur. Weiterhin muß von den pathologischen Näselformen die erwünschte Nasalität abgegrenzt werden, die beim Kunstgesang und bei Schauspielern zum Teil als ästhetisches Element erarbeitet wird, die aber auch die Tragfähigkeit der Stimme verbessern kann.

2.6.2 Ursachen und Störungsbild

Näseln kann organisch oder funktionell bedingt sein. Ursache für ein *offenes Näseln* sind Störungen der Gaumensegelfunktion, die zu einem unvollständigen Abschluß der Mundhöhle vom Nasenrachenraum und den Nasenhöhlen führen.

Organische Ursachen für ein offenes Näseln sind vielfältig. Eine besondere Bedeutung haben ein- und beidseitige *Gaumen-* und *Gaumensegelspalten*, die häufig gleichzeitig mit ein- oder beidseitigen Lippenspalten kombiniert sind. Somit entsteht als Folge dieser Fehlbildungen fast immer ein sehr komplexes Krankheitsbild. Wir finden neben dem Näseln dann vor allem auch Störungen der Sprachentwicklung in allen sprachlichen Bereichen. Von seiten der Artikulation ist auch nicht nur die Bildung der Mundlaute gestört, sondern häufig sind fast alle Laute und Lautverbindungen mehr oder weniger betroffen. Hinzu kommen sehr oft Schalleitungsschwerhörigkeiten, die sich zusätzlich negativ auf die gesamte Sprachentwicklung auswirken. Meist wird deshalb das Gesamtstörungsbild von seiten der Sprechfunktion und der Sprache als *Gaumenspaltensprache* bezeichnet.

Häufiger übersehen oder zu spät festgestellt werden *submuköse Gaumenspalten*. Hier ist nur ein Knochendefekt in der Mitte des hinteren Anteils des harten Gaumens vorhanden, der von normaler Schleimhaut verdeckt wird. Oft kommt diese Fehlbildung auch bei Mißbildungssyndromen im Bereich des Gesichtsschädels vor. Nicht selten ist zusätzlich das Gaumensegel verkürzt oder muskulär schwach ausgebildet. Hinweisend kann eine Uvula bifida, d. h. ein doppeltes Zäpfchen, sein. Neben dem Näseln ist auch hier fast immer eine Mittelohrbelüftungsstörung vorhanden.

Eine weitere sehr häufige organische Ursache des offenen Näselns sind *Gaumen- und Gaumensegelverkürzungen*. Das normale Längenverhältnis des harten zum weichen Gaumen beträgt 2:1. Dies kann sich bis zu einem Verhältnis von 4:1 bei einer Verkürzung des Gaumensegels ändern. Ein velopharyngealer Abschluß ist dann, je nach dem Grad der Verkürzung, nur noch unvollständig oder nicht mehr möglich.

Manchmal verursachen auch narbige Veränderungen nach *Gaumen- und Gaumensegelverletzungen* in Form von Pfählungsverletzungen durch Stöcke (Eisstiele) oder Lutscher offenes Näseln. Das ist jedoch bei einer guten operativen Versorgung der Verletzungen selten. Bedeutsamer sind dagegen negative Operationsfolgen mit Gaumensegeldefekten oder straffen Narbenbildungen nach Tonsillektomien oder Tumoroperationen in diesem Bereich.

Lähmungen des Gaumensegels führen immer zu einem schweren offenen Näseln. Sie können zentral oder peripher verursacht, ein- oder beidseitig auftreten und komplett oder inkomplett ausgeprägt sein. Dabei sind zentrale Lähmungen meist dadurch charakterisiert, daß sich das Gaumensegel bei der Lautbildung nicht anhebt, während bei Würgreizauslösungen die Beweglichkeit ungestört vorhanden ist. Periphere Lähmungen entstehen als Folge von Schädigungen der motorischen Hirnnervenkerne im verlängertem Mark oder als Folge einer Schädigung der das Gaumensegel versorgenden Nerven (N. vagus und N. glossopharyngeus). Sie gehen mit einer Atrophie der Gaumensegelmuskulatur einher.

Letzlich können auch *muskuläre Störungen*, z. B. bei der Myasthenia gravis pseudoparalytica und verschiedenen Formen von Muskeldystrophien, Bewegungseinschränkungen des Gaumensegels verursachen.

Funktionell bedingt kann offenes Näseln bei einer Schonhaltung des Gaumensegels nach Tonsillektomien und Adenotomien auftreten. Auch bei Schwerhörigkeit ist durch die gestörte Hör-Stimm-Kontrolle oft eine Hyperrhinophonie vorhanden. Meist ist das funktionelle Näseln jedoch gewohnheitsmäßig, z. T. auch dialektal bedingt.

Das *geschlossene Näseln* wird fast ausschließlich organisch durch raumbeengende Veränderungen in der Nase und im Nasenrachen verursacht. Wir können, je nachdem ob Veränderungen in der Nase oder im Nasenrachen vorliegen, vorderes und hinteres geschlossenes Näseln unterscheiden. Typisch für das vordere geschlossene Näseln ist die Schnupfensprache. Zu gleichen Veränderungen führen Einengungen der Naseneingänge, Nasenseptumdeviationen, Schleimhautschwellungen als Folge entzündlicher, besonders allergischer Erkrankungen des Naseninneren und der Nasennebenhöhlen oder Nasenpolypen. Hinteres geschlossenes Näseln tritt besonders im Kindesalter auf, wenn adenoide Vegetationen, also Vergrößerungen der Rachenmandel, vorhanden sind. Aber auch

2 Sprech- und Sprachstörungen

Choanalatresien (angeborene ein- oder beidseitige Verschlüsse des Nasenausgangs zum Nasenrachen), Hypertrophien der hinteren Nasenmuschelenden oder gutartige sowie bösartige Tumore des Nasenrachens können geschlossenes Näseln verursachen. Ein gewohnheitsmäßig entstandenes *funktionell geschlossenes Näseln* ist extrem selten.

Bei *gemischtem Näseln* liegen ursächlich immer gleichzeitig Faktoren vor, die isoliert ein offenes oder geschlossenes Näseln verursachen würden.

2.6.3 Diagnostik

Durch eine ganze Reihe von Untersuchungsmethoden lassen sich einzelne Näselformen voneinander abgrenzen. Am wesentlichsten ist dabei zuerst immer die Unterscheidung zwischen offenem und geschlossenem Näseln. Dies ist z. B. mit folgenden Methoden möglich.

Bei der *Spiegelprobe* wird ein kalter Spiegel oder eine Czermaksche Platte unter die Nase gehalten. Es läßt sich dann der nasale Luftaustritt bei genäselten Vokalen durch ein Beschlagen des Spiegels feststellen. Sehr bekannt ist auch die *A-I-Probe*, bei der beide Vokale hintereinander ausgesprochen werden. Hier ist bei geschlossenem Näseln beim Zuhalten der Nase keine Veränderung des Vokalklanges zu hören, während sich der Vokalklang bei offenem Näseln deutlich ändert. Weiterhin kann man auch mit einem *Nasenhörschlauch* bei offen genäselten Vokalen Durchschlaggeräusche in der Nase abhören. Dabei läßt man den Patienten Silbenreihen („da-da-da und scha-scha-scha") sowie Wörter ohne Nasallaute wie „Auto", „Tasse" usw. sprechen. Mit der *Wangenaufblasprobe* kann dann zusätzlich der Verdacht einer organischen Urache eines offenen Näselns erhärtet werden, da bei organischen Defekten das Wangenaufblasen erheblich erschwert oder sogar unmöglich ist.

Bei *einseitigen Gaumensegellähmungen* tritt das sog. *Kulissenphänomen* auf. Dabei wird das Gaumensegel bei der Lautbildung zur gesunden Seite verzogen. Zur Unterscheidung zentraler und peripherer Lähmungen ist es hierbei erforderlich, die Prüfung getrennt bei der Vokalbildung und bei Würgreizauslösung vorzunehmen. Auch die *Kopfdrehprüfung* hat sich bei einseitigen Gaumensegellähmungen bewährt. Es zeigt sich dabei eine Verstärkung des offenen Näselns bei Kopfdrehung zur gesunden Seite. Um ein *latentes offenes Näseln* zu erfassen, kann man die Zunge mit einem Spatel herunterdrücken. Das Näseln wird dann deutlicher hörbar. Auch das mindestens 10malige Phonieren von „a" kann latente neurogene oder myogene Gaumensegelschäden durch eine erlahmende Gaumensegelhebung aufdecken.

Weiterhin läßt sich auch das *funktionell bedingte Näseln* noch weiter differenzieren, da hierbei das Gaumensegel entweder nur ungenügend gehoben oder aber krampfhaft von der Rachenhinterwand weg nach unten gezogen wird. Bei einer ungenügenden Hebung des Gaumensegels bessert sich dann das Näseln in waagerechter Körperlage durch das Herabsinken des Gaumensegels, während diese Besserung bei einer krampfhaften Kontraktion nicht eintritt.

Doch trotz all dieser Möglichkeiten bereitet die Diagnostik und Differentialdiagnostik des Näselns besonders bei kombinierten Störungen oftmals nicht unerhebliche Schwierigkeiten, so daß unter klinischen

Bedingungen weiterführende Untersuchungen (akustische Analysen, Röntgenuntersuchungen, elektromyographische Untersuchungen und aerodynamische Messungen) erforderlich werden. Zusätzlich muß weiterhin bei Gaumensegellähmungen immer beachtet werden, daß diese Lähmungen oft als Symptom verschiedener, zum Teil sehr schwerwiegender neurologischer Krankheitsbilder auftreten und deshalb ggf. neurologische bzw. kinderneurologische Untersuchungen veranlaßt werden müssen.

2.6.4 Prognose

Die Prognose ist beim Näseln in besonderem Maße von den Besserungsmöglichkeiten der Grunderkrankung abhängig. In den meisten Fällen gelingt es jedoch, das Näseln mit Hilfe konservativer und/oder operativer Maßnahmen zu beseitigen oder wenigstens erheblich zu bessern.

2.6.5 Therapie

Bei Lippen-Kiefer-Gaumen-Spalten sind primär operative Maßnahmen erforderlich, um die organischen Defekte zu beseitigen. Gleichzeitig müssen die Kinder aber auch ohrenärztlich-phoniatrisch und kieferorthopädisch – möglichst in einer gemeinsamen Sprechstunde – betreut werden. Die Behandlungsmaßnahmen werden nach einem Zeitplan durchgeführt, der der phasenspezifischen Entwicklung eines Kindes angepaßt ist (Abb. 1). Dieser Zeitplan darf jedoch keinesfalls starr gehandhabt werden, sondern die einzelnen Maßnahmen sind immer in Abhängigkeit von der Allgemeinentwicklung und in Abhängigkeit vom jeweils vorliegenden Lokalbefund zu veranlassen.

Heute werden Operationen zum Teil schon früher durchgeführt als in diesem Zeitplan angegeben. Die Lippenspalte wird im allgemeinen im Alter von 5 bis 6 Monaten und die Spalte des weichen Gaumens am Ende des ersten Lebensjahres verschlossen. Der harte Gaumen wird, wenn dies möglich ist, bereits mit 2 Jahren operiert. Eine erforderliche Velopharyngoplastik sollte mit etwa 5 Jahren, unbedingt aber vor dem Schuleintritt durchgeführt werden.

Von Anfang an ist es bei diesen Kindern aber vor allem auch notwendig, das Hörvermögen und die Sprachentwicklung genauestens zu beobachten. Durch die Fortschritte in der operativen Therapie muß zwar heute nicht mehr generell eine die operative Behandlung begleitende Sprachtherapie durchgeführt werden, es treten jedoch trotz aller Fortschritte bei vielen Kindern immer noch zum Teil erhebliche Sprachent-

2 Sprech- und Sprachstörungen

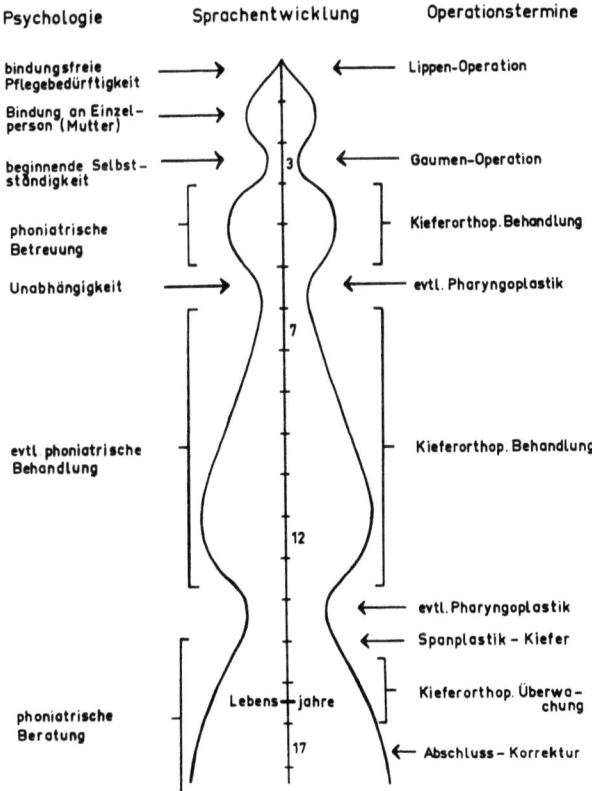

Abb. 1. Phasenspezifische Entwicklung des Kindes dargestellt an Spaltträgern (Nach Härle et. al. 1971)

wicklungsverzögerungen auf, die eine umfassende Behandlung erfordern. Insbesondere das Näseln bedarf fast immer einer gezielten Therapie. Vor allem ist aber eine rechtzeitige Erkennung der fast immer vorhandenen Schalleitungsschwerhörigkeiten erforderlich. Vielfach müssen deshalb bei diesen Kindern zur Mittelohrbelüftung Paukenröhrchen in das Trommelfell eingesetzt werden.

Auch bei submukösen Gaumenspalten, bei einem kongenital verkürzten Velum und bei Gaumensegellähmungen bedürfen die Sprachentwicklungsverzögerungen und das offene Näseln einer intensiven phoniatrischen und logopädischen Therapie. Dabei gelingt es jedoch nicht immer, das offene Näseln zu beseitigen. Es muß dann, aber stets erst nach ausreichenden konservativen Behandlungsversuchen, gleichfalls eine operative Therapie eingeleitet werden (Verschluß der submukösen Gaumenspalte, operative Rückverlagerung des harten oder Verlängerung des weichen Gaumens, Velopharyngoplastik). Dabei ist zu beachten, daß auch durch diese Operationen allein das Näseln fast nie vollständig beseitigt werden kann, so daß nach der Operation wiederum eine Sprachbehandlung durchgeführt werden muß.

Bei submukösen Gaumenspalten ist zusätzlich zu bedenken, daß hier keine voreiligen Entfernungen der Rachenmandel durchgeführt werden dürfen, da sich nach der Operation das offen Näseln erheblich verstärken kann und manchmal die gesamte Sprachentwicklung negativ beeinflußt wird. Das adenoide Gewebe soll deshalb in diesen Fällen zuerst nur im Bereich der Tubenostien entfernt werden. Sollte dadurch und durch die Einlage von Paukenröhrchen die Tubenbelüftung nicht dauerhaft normalisiert werden können, muß die Adenotomie dann meist mit einer Velopharyngoplastik kombiniert werden.

Immer muß bei organischen Defekten durch eine Aktivierung der noch vorhandenen Gaumensegel- und der Rachenmuskulatur versucht werden, eine möglichst gute Kompensation zu erreichen. Aber nicht nur die organischen Ursachen des offenen Näselns, sondern auch die funktionellen Faktoren sind therapeutisch oft schwer zu beeinflussen. Auch hier werden Erfolge oftmals erst nach sehr intensiven und langdauernden logopädischen Behandlungen erreicht.

Einfacher gestaltet sich dagegen meist die Behandlung der organischen Ursachen des geschlossenen Näselns, denn diese können durch konservative und operative Maßnahmen nach den allgemeinen therapeutischen Grundsätzen der Hals-Nasen-Ohrenheilkunde fast immer vollständig beseitigt werden. Eine logopädische Behandlung ist danach fast nie mehr erforderlich. Auch ein funktionell geschlossenes Näseln ist therapeutisch meist relativ gut zu beeinflussen.

2.7 Stottern

2.7.1 Begriffsbestimmung

Unter Stottern versteht man eine vom Willen des Sprechers unabhängige Störung des Redeflusses. Die Störung tritt vor allem beim mitteilenden Sprechen auf und ist außerordentlich abhängig von bestimmten Stituationen, sprachlichen und psychischen Faktoren. Neben den hervorstechenden Symptomen der Redeflußstörung finden sich vielfältige Begleitsymptome, so daß das Stottern als syndromhaftes Geschehen angesehen werden muß.

Die Ursachen des Stotterns sind immer noch weitgehend unklar. Es gibt jedenfalls keine Theorie, die die Ursachen und Entstehungsbedin-

2 Sprech- und Sprachstörungen 41

gungen dieser Sprechstörung umfassend und allgemeingültig erklären könnte. So ist auch die Literatur über das Stottern unübersehbar. In wellenförmigen Verläufen werden zeitweilig mehr organische, psychische, sprachliche oder Umweltfaktoren in den Vordergrund der ursächlichen Betrachtung gerückt und dann auch neue Diagnostik- und Therapiekonzepte, z.T. leider auch mit fast missionarischem Eifer, entwickelt und empfohlen. Vieles angeblich Neue ist deshalb schon vor Jahrzehnten gedacht und geschrieben worden. Kritische Distanz und ständige Selbstprüfung sollten deshalb stets als oberste Grundsätze unser Handeln bei der Beschäftigung mit dieser schweren Kommunikationsstörung bestimmen.

In der Gesamtbevölkerung tritt Stottern mit einer Häufigkeit von ca. 1% auf. Bei Kindern können wir sogar bei etwa 4% Stottersymptome feststellen, wobei hierunter Knaben mit 75% weitaus häufiger betroffen sind als Mädchen. Im Erwachsenenalter verschiebt sich das Geschlechterverhältnis dann noch weiter zu Ungunsten des männlichen Geschlechts.

2.7.2 Störungsbild

Die Symptome des Stotterns können in Grund- und Begleitsymptome unterteilt werden.

Die Grundsymptomatik ist charakterisiert durch sog. Kloni und Toni. Kloni sind kurze, rasch aufeinanderfolgende Wiederholungen von Lauten, Silben und Wörtern, z. B. „Ba-Ba-Ba-Bahnhof". Dabei zeigt die an der Stimmgebung und am Sprechen beteiligte Muskulatur anfangs nur geringe Verspannungen. Toni gehen demgegenüber meist mit starken Muskelverspannungen einher. Hierbei finden sich unterschiedlich lange Dehnungen von Lauten, stummes Pressen oder Pressen mit hörbaren Stimmgebungsversuchen, z. B. „B.... Bahnhof". Besonders auffallend ist somit die Sprechanstrengung.

Kloni oder Toni treten jedoch nur selten in isolierter Form in Erscheinung. Meist sind bei einem Stottersyndrom beide Symptome anzutreffen. Je nachdem, ob Kloni oder Toni in der Grundsymptomatik überwiegen, wird das Stottern deshalb als klonisch-tonisch oder tonisch-klonisch bezeichnet.

Die Begleitsymptomatik des Stotterns ist ausgesprochen mannigfaltig, und es gibt kaum eine menschliche Regung oder Ausdrucksmöglichkeit, die nicht in pathologisch übersteigerter Form als Begleitsymptom des Stotterns in Erscheinung treten kann. Charakteristisch sind: Vermeideverhalten, Fluchtreaktionen, sprachliche Reaktionen sowie vegetative und psychische Begleiterscheinungen.

Ein Vermeideverhalten dient vor allem dem Aufschub oder dem Umgehen gefürchteter Laute und Wörter, aber auch von spezifischen Situationen und Personen, wenn hierbei, zeitweilig oder immer, verstärkt Stottersymptome auftreten. Typisch sind hierfür der Einschub von Flickwörtern (z. B. „Na ja, also Bahnhof"), Satzabbrüche und der Umbau von Sätzen, aber auch Symtome von seiten der Sprechatmung, der Stimmbildung und der Artikulation.

Die Sprechatmung kann durch das sog. Atemvorschieben, das Sprechen auf der Restluft und inspiratorisches Sprechen, zum Teil mit Koordinationsstörungen zwischen Brust- und Bauchatmungsbewegungen und durch manchmal sogar paradoxe Atembewegungen gestört sein. Stimmveränderungen finden sich z. B. in Form von Sprechstimmlageveränderungen oder pathologischen Stimmeinsätzen, und als Artikulationssymptome treten Dyslalien oder eine bewußt undeutliche Aussprache auf. Typisch sind auch Veränderungen der Prosodie, also der Sprechmelodie und der Dynamik der Stimme sowie Änderungen des zeitlichen und rhythmischen Sprechablaufs.

Flucht- und Ankämpfreaktionen werden dagegen zur Beendigung oder auch zur Überwindung der Symptome eingesetzt. Vor allem auffällig sind hier als nichtsprachliche Reaktionen Mitbewegungen, die aber auch als Starthilfen benutzt werden. Dabei handelt es sich häufig um unbewußt und unkontrollierbar ablaufende, die Grundsymptome begleitende Bewegungen der Gesichts- und Halsmuskulatur, der Extremitäten oder des ganzen Körpers, die vermutlich in der Entwicklung des Stotterns ursprünglich eine Starterfunktion hatten. Im Laufe der Zeit haben sich diese Abläufe jedoch verselbständigt. Die ursprünglich erwünschte Wirkung, nämlich die Überwindung der Sprechblockierungen, tritt nun nicht mehr ein, und häufig werden gerade diese Symptome von der Umgebung des Stotternden als besonders störend und belastend empfunden.

Als sprachliche Reaktionen zeigen sich zusätzlich zu den unwillkürlichen klonischen Grundsymptomen mehr oder weniger bewußte Wiederholungen von Lauten, Silben und Wörtern, Wiederholungen ganzer Satzteile sowie der Einschub von Floskeln, die auch den Fluchtreaktionen zugeordnet werden können, und zusätzlich treten Sprechunterbrechungen und Neuversuche auf.

Aber auch vegetative Symptome (Erröten, Schwitzen, Herzklopfen) und psychische Probleme (Sprechscheu, Erwartungsängste, Einzelgängertum, Versagenshaltungen und depressive Verstimmungen) sind häufig.

All diese Grund- und Begleitsymptome finden sich in vielfältigsten Kombinationen mit sehr differierenden Störungsschwerpunkten, wobei

2 Sprech- und Sprachstörungen

der Schweregrad sehr häufig situations- und personenabhängig ist. Weiterhin ist zu beachten, daß sich im Laufe der Zeit bei vielen Stotterern die Sprache auch sekundär, zumindest in ihrer expressiven Ausdrucksform, der Rede, ändert. So kommt es allmählich durch das Vermeiden von Wörtern oder bestimmten Satz- und Textkonstruktionen zu einer gewissen Verarmung der sprachlichen Leistungen in allen Bereichen.

Nach der Entstehung und dem Verlauf lassen sich auf der Basis einer genauen Symptomanalyse verschiedene Formen des Stotterns unterscheiden.

- Entwicklungsbedingte Sprechunflüssigkeiten: Es finden sich hier vor allem Wiederholungen von Wort- und Satzteilen, aber nur selten von Silben. Blockierungen und Verspannungen treten nur selten auf. Die Kinder haben aber noch keine Sprechängste und kein Störungsbewußtsein,
- Beginnendes Stottern: Es zeigen sich jetzt bereits Wiederholungen von Lauten, Silben und Wörtern sowie z. T. stille und hörbare Verlängerungen von Lauten. Blocks und Muskelverspannungen treten aber meist nur am Satzanfang auf und wesentlich ist, daß noch kein oder nur ein geringes Störungsbewußtsein besteht,
- Chronisches Stottern: Kennzeichnend für die komplette Manifestierung der Störung sind sprachliche und nichtsprachliche Reaktionen, die Stottern vermeiden, verstecken oder überwinden sollen. Es sind ein starkes Störungsbewußtsein und ausgeprägte Sprechängste vorhanden,
- Organisches Stottern: Die Symptomatik ist hier durch ein primär weitgehend unabhängiges Stottermuster als Ausdruck einer zentralorganischen Sprechstörung gekennzeichnet, wie wir dies z. B. bei Aphasien sehen.

Nach ursächlichen Gesichtspunkten ist auch folgende Einteilung möglich.

- Stottern mit Beginn während der Sprachentwicklung. Es kann dann unterteilt werden in entwicklungsbedingte Sprechunflüssigkeiten, beginnendes Stottern beim Kleinkind und chronisches Stottern bei Schulkindern, Jugendlichen und Erwachsenen,
- Polterstottern: Dies beginnt gleichfalls während der Sprachentwicklung und tritt meist im Rahmen einer familiären sprachlichen Gestaltungsschwäche auf,
- Stottern bei Sprachentwicklungsverzögerungen und
- Stottern nach frühkindlichen Hirnschäden, evtl. zusammen mit Dysarthrien.

Spätere und sehr viel seltenere Formen sind

- Stottern durch Nachahmung,
- Stottern nach später eingetretenen Hirnschäden durch Entzündungen, Traumen, Durchblutungsstörungen (Aphasien) usw.
- Stottern nach Schockerlebnissen.

2.7.3 Ursachen

Wie schon erwähnt, ist es bisher nicht möglich, die Entstehung des Stotterns mit einem einzigen Erklärungsmodell umfassend zu beschreiben. Es gibt Hinweise auf genetische und somatische Ursachen sowie psychologische, neuropsychologische und linguistische Erklärungsmodelle. Die meisten Autoren gehen deshalb von der Annahme eines multifaktoriellen Geschehens aus. Dabei können wir aber das Stottern bei unserem gegenwärtigen Wissensstand nicht als einheitliches Krankheitsbild, nicht als Störung eines eingrenzbaren Funktionskreises betrachten, sondern müssen sehen, daß Stottern offenbar ein Symptom ist, das aus verschiedener Ursache mit ähnlicher, aber nicht identischer Symptomatik auftritt.

Stottern beginnt meist zwischen dem 3. und 6. Lebensjahr. Nur selten tritt es plötzlich auf. Meist entwickelt es sich aus sog. Sprechunflüssigkeiten, die während des Spracherwerbs bei Kindern zwischen dem 2. und 4. Lebensjahr häufig vorhanden sind. Manifestationszeitpunkte sind oft der Eintritt in den Kindergarten, die Einschulung oder, aber bereits seltener, die Pubertät. Das erstmalige Auftreten von Stottersymptomen im Erwachsenenalter ist ausgesprochen selten.

Bei etwa 80% der Kinder verlieren sich die Sprechunflüssigkeiten bei einem richtigen Verhalten der Bezugspersonen ohne Therapie. Bei manchen Kindern verfestigen sich jedoch die Symptome, und so setzt eine Entwicklung zum chronischen Stottern ein. Dabei müssen als erste Anzeichen für ein beginnendes Stottern das gehäufte Auftreten von Lautdehnungen, Wort-, Silben- und Lautwiederholungen angesehen werden. Welche Vorbedingungen, Umwelteinflüsse, organische, psychische oder neuropsychologische Faktoren hierbei eine Rolle spielen, können wir meist nur vermuten. Vor allem wissen wir aber im Einzelfall fast nie, wie die Wertigkeit dieser Faktoren im Gesamtgeschehen einzuordnen ist.

Viele Untersuchungen haben sich mit der *Vererbbarkeit* des Stotterns beschäftigt. Bei ungefähr 30% der Stotterer ist eine entsprechende familiäre Belastung nachweisbar. Es findet sich aber kein eindeutiger, klassifizierbarer Erbgang, so daß heute die meisten Autoren nur davon ausgehen, daß beim Stottern eine familiäre Disposition für Stottern oder – umfassender – für sprachliche Schwächen besteht. Auffällig ist jedoch, daß diese Disposition meist mütterlicherseits vorhanden ist, während die Symptome überwiegend bei Knaben auftreten.

Gestützt wird die Annahme einer erblichen Disposition insbesondere auch durch Zwillingsforschungen. Hier zeigte sich, daß bei eineiigen Zwillingen fast immer beide Zwillinge stotterten, während bei zweieiigen

2 Sprech- und Sprachstörungen

Zwillingen umgekehrt meist nur bei einem Zwilling Stottersymptome auftraten.

Auch *organische Ursachen* des Stotterns sind immer wieder vermutet worden, und es gibt eine Vielzahl von wissenschaftlichen Arbeiten, die sich mit diesen Fragen beschäftigen. Eindeutig ist hier erkennbar, daß Stottersymptome gehäuft nach frühkindlichen Hirnschäden, bei minimalen zerebralen Dysfunktionen, zerebro-vaskulären Erkrankungen und nach entzündlichen und traumatischen Hirnläsionen auftreten können. Es lassen sich dann auch überzufällig häufig Veränderungen im Elektroenzephalogramm und im Elektronystagmogramm finden, die aber keinem umschriebenen Hirnstörungssyndrom zugeordnet werden können. Entsprechend unterschiedlich werden diese Befunde auch interpretiert und diskutiert. Als absolut gesichert muß aber doch wohl die Tatsache anerkannt werden, daß organische Faktoren zumindest Teilursache eines Stotterns sein können, wobei wir wahrscheinlich mit den uns zur Verfügung stehenden Untersuchungsmethoden vermutlich oft noch nicht in der Lage sind, die vielleicht sehr diskrete oder isolierte Hirnfunktionsstörung nachzuweisen.

Psychologische Erklärungsversuche haben seit der Einführung der Psychoanalyse immer wieder einen breiten Raum in der Ursachen- und Therapiediskussion des Stotterns eingenommen, und jede psychologische Richtung hat hierzu eigene Vorstellungen entwickelt, die z.T. durchaus widersprüchlich sind. Nachdem das Stottern über lange Zeit als Koordinationsneurose aufgefaßt wurde, setzten sich in den letzten Jahrzehnten insbesondere verhaltenspsychologische, individualpsychologische und lerntheoretische Vorstellungen durch.

Psychologische Vorstellungen gehen häufig von der kontinuierlichen Entwicklung der Sprechstörung aus entwicklungsbedingten Sprechunflüssigkeiten während des Spracherwerbs aus.

Aus lerntheoretischer Sicht ist Stottern dabei ein gelerntes Verhalten, das durch seine Konsequenzen und auslösenden Reize konditioniert, aufrechterhalten und gesteuert wird. Die Entwicklung zum Stottern wird demnach entscheidend davon beeinflußt, daß sich bestimmte Verhaltensweisen selbst verstärken können. Wesentlich sind hierbei einerseits die eigenen Reaktionen des Kindes auf seine Stottersymptome, aber auch die Reaktionen der Bezugspersonen. Diese können nach diesen Vorstellungen erheblich zur Wahrnehmung der Sprechprobleme und damit zu einer Verstärkung der Symptomatik und zur Entwicklung eines Störungsbewußtseins und von Sprechängsten beitragen, wenn sie z. B. bei einem hohen Anspruch an das Sprachniveau oder anderen Gründen ständig Korrekturversuche unternehmen und auf Fehler hinweisen. Daß eine solche Entwicklung durch ein Fehlverhalten der Bezugspersonen jedoch tatsächlich ausgelöst werden kann, wird neuerdings wieder erheblich in Frage gestellt.

Andere psychologische Ansätze beschreiben Stottern als Konflikt zwischen dem Bedürfnis zu sprechen und sich mitzuteilen und dem Wunsch zu schweigen, der aus der Angst resultiert, in der zwischenmenschlichen Kommunikation zu versagen. Resultat ist dann eine Hilflosigkeit in entsprechenden Situationen, die nun wiederum weitere psychische Störungen zur Folge haben kann.

Aus individualpsychologischer Sicht werden Stottersymptome dagegen im Sinne eines zielgerichteten Verhaltens eingesetzt, um die Befriedigung bestimmter, individuell unterschiedlicher Grundbedürfnisse zu erreichen.

Stottern kann aber in bestimmten Fällen auch als Folge einer abnormen Erlebnisverarbeitung oder als Ausdruck einer Beziehungsstörung zwischen Eltern und Kind sowie bei einer abnormen Persönlichkeitsentwicklung entstehen.

Auch neuropsychologische Phänomene werden als ursächlich für das Stottern angesehen. Hier wird vermutet, daß die Umstellung der zunächst bei einem Kind eher auditiven Sprechkontrolle auf eine vorwiegend kinästhetische Kontrolle nur unzureichend stattfindet. So könnte eine übermäßige Sprechselbstkontrolle bei gleichzeitiger Tätigkeit des auditiven und des kinästhetischen Kontrollsystems zu Laufzeitdifferenzen zwischen den Systemen führen. Diese hätten dann Rückmeldeinterferenzen zur Folge, die ursächlich für die Fehlsteuerungen des Sprechapparates wären.

Weiterhin werden auch Störungen im striopallidären und im limbischen System, das den Antrieb, die Affekte und das Vegetativum reguliert, als Stotterursachen diskutiert.

Neuerdings werden die *psycholinguistischen Aspekte* bei der Entstehung des Stotterns wieder mehr in den Vordergrund der Betrachtung gerückt. Aber auch aus dieser Sicht wird ein multifaktorielles Geschehen angenommen, wobei lediglich die Schwerpunkte anders gesetzt werden. Wenn früher als ätiologische Hauptfaktoren eine hereditäre Disposition, frühkindliche Hirnschäden und psychische Faktoren angesehen wurden, stellen diese Modelle psycholinguistische (Phonologie, Sprechmelodie, Syntax, Semantik, Kognition, Bedeutungsgehalt der Äußerung, Sprechabsicht), psychosoziale und organische Faktoren (einschließlich der Vererbung) als Hauptursachen des Stottersyndroms dar.

2 Sprech- und Sprachstörungen

2.7.4 Diagnostik

Der Ablauf der Diagnostik bei einem Stottersyndrom kann hier nur prinzipiell, aber nicht in allen Einzelheiten geschildert werden. Immer erforderlich sind primär ärztliche und logopädische, ggfs. bei Kindern sprachbehindertenpädagogische, häufig auch psychologische, pädiatrische, neuropädiatrische und bei Erwachsenen manchmal neurologisch-psychiatrische Untersuchungen. Dabei muß vor allem größter Wert auf eine umfangreiche detaillierte Anamneseerhebung gelegt werden, bei der alle evtl. ursächlichen Aspekte angesprochen werden müssen. Nur so ist es möglich, weiterführende diagnostische Maßnahmen gezielt durchzuführen und ein Ausufern der Diagnostik zu vermeiden. Dabei muß die Anamneseerhebung trotz der gebotenen Ausführlichkeit einfühlsam, also psychologisch geschickt erfolgen. Oftmals kann es notwendig sein, die Anamnese erst therapiebegleitend zu vervollständigen, wenn sich ein entsprechendes Vertrauensverhältnis zwischen Therapeut und Patient eingestellt hat.

Durch ärztliche, logopädische und psychologische Untersuchungen muß dann altersspezifisch zuerst versucht werden, die zugrundeliegenden Störungsursachen einzugrenzen, und in zweiter Linie müssen störungsspezifisch die Einzelsymptome genau erfaßt werden, um dann aus der Gesamtsicht ein individuelles Therapiekonzept entwickeln zu können. Dabei ist es bei Kindern immer erforderlich, zuerst den Stand der allgemeinen Sprachentwicklung in allen sprachlichen Bereichen zu beurteilen.

Störungsspezifisch müssen dann besonders folgende Punkte berücksichtigt werden:

– Symptomatik: Grund- und Begleitsymptome (Anzahl und Schweregrad), Sprechängste, Vermeideverhalten, Körpergefühle, Variabilität, Reizabhängigkeit, Einstellung zum Stottern,
– Verursachungsmomente und Entwicklungsverlauf,
– Soziales Umfeld: Familiensituation, Freundeskreis, Berufsfeld,
– Soziale Wahrnehmung: Eigen- und Fremdwahrnehmung des Stotterns, Anspruchsniveau, Informationsstand,
– Psychische Faktoren (ohne und mit Bezug zum Stottern), z.B. Emotionalität und Kreativität,
– Motivation (Anlaß der Anmeldung zur Therapie).

2.7.5 Prognose

Die Prognose ist für die verschiedenen Stotterformen unterschiedlich zu beurteilen. Man kann davon ausgehen, daß die am wenigsten gefestigten

Muster (entwicklungsbedingte Unflüssigkeiten und beginnendes Stottern) noch variabler sind und damit leichter beeinflußt werden können.

Die Angaben über Behandlungsresultate sind jedoch durch uneinheitliche Definitionen und unterschiedliche Maßstäbe bei der Beurteilung der Symptomatik bzw. des Schweregrades des Stotterns schwer zu vergleichen. Bis vor wenigen Jahren bestätigten sich immer wieder ältere Ergebnisse, wonach ein Drittel der Patienten beschwerdefrei wurden, bei einem Drittel Besserungen eintraten und in einem Drittel die Befunde unbeeinflußt blieben. Erst in einer neueren Sammelstatistik zeichnen sich etwas bessere Behandlungsergebnisse ab (Wendler 1981). Danach wurden die besten Ergebnisse bei Vorschulkindern erreicht: gute Besserungen, d.h. hier Symptomfreiheit, in über 50%, zu einem Drittel Besserungen und nur zu 14% keine Besserungen. Bei Schulkindern und Jugendlichen ergaben sich zu je 40% gute Besserungen und Besserungen, und nur in 20% blieben die Symptome unbeeinflußt. In dieser Statistik werden aber auch bei Erwachsenen in 25% gute Besserungen und in 50% Besserungen angegeben, während nur 25% der Patienten keinerlei Besserungen zeigten.

Insgesamt wurden nach dieser Umfragestatistik in 40% gute Besserungen, in 40% Besserungen und nur in 20% keine Besserungen erzielt, wobei der Autor jedoch diese Einschätzung als „ziemlich optimistisch" beurteilt.

2.7.6 Therapie

Auch die Therapie des Stotterns kann hier nur in ihren Grundzügen dargestellt werden, vor allem, wenn man bedenkt, daß über 250 unterschiedliche Behandlungsverfahren existieren.

Die unterschiedlichen theoretischen Ansätze zur Verursachung des Stotterns führten auch zu verschiedenen Therapiekonzepten. Es lassen sich eher symptomorientierte, eher psychotherapeutisch-psychosozial angelegte und integrative Ansätze unterscheiden. Ganz überwiegend werden heute unter der Annahme einer multifaktoriellen Ätiologie kombinierte, d.h. integrative, mehrdimensionale Verfahren angewendet, wobei je nach Störungsschwerpunkt und Behandlungsstand Inhalte der verschiedensten Therapieansätze verwendet werden.

Bei einem *beginnenden Stottern* liegt der Schwerpunkt der Therapie in der Elternberatung bzw. einem Elterntraining zum Aufbau eines besseren Sprachmodells und zur Behebung von Fehlreaktionen der Eltern auf Unflüssigkeiten. Zum Teil muß aber bei einem beginnenden Stottern auch bereits direkt mit dem Kind gearbeitet werden. Dies ist insbesondere erforderlich, wenn sich bei dem Kind ein stärkeres Störungsbewußtsein auszubilden beginnt. Dann sollen vorrangig die Sprechfreude erhöht und das sprachlich selbstbewußte Auftreten verstärkt werden.

2 Sprech- und Sprachstörungen

Wenn bei Vorschulkindern oder Schulkindern bereits ein *chronisches Stottern* vorhanden ist, müssen neben der Arbeit mit den Eltern Sprechängste abgebaut und die Aufmerksamkeit auf flüssige Passagen gelenkt werden. Im Einzelfall kann es aber auch in diesem Alter schon erforderlich sein, Elemente der Erwachsenentherapie zur Veränderung der Symptomatik heranzuziehen.

Bei Jugendlichen und Erwachsenen werden die Therapieschwerpunkte anhand der ausführlichen Diagnostik festgelegt, die während der ersten Behandlungsphasen vervollständigt wird. Die Elemente der Therapie sind im wesentlichen:

Selbstwahrnehmung: Verbesserung der Körperwahrnehmung und der Wahrnehmung flüssiger Bestandteile des Sprechens. Kennenlernen der Auftretensbedingungen, der Entwicklung und des Ablaufs der Symptome, der Gefühle vor, während und nach dem Stottern und die Erkennung des Vermeideverhaltens sowie der Motive zur Veränderung bzw. Aufrechterhaltung der Symptome.

Desensibilisierung: Offene Auseinandersetzung mit der Behinderung, unempfindlicher werden gegenüber Unflüssigkeiten und Streß, der meist vom Zuhörer ausgeht. Verminderung von Ängsten und anderen negativen Gefühlen durch allmähliche Annäherung an angstbesetzte Situationen, die mit dem Stottern verknüpft scheinen.

Modifikation: Bewußtmachen der Veränderbarkeit von Stottersymptomen, Veränderung des Stotterverhaltens durch Einsatz von sog. Sprechtechniken, deren Auswahl mit dem Stotternden gemeinsam getroffen wird. Übung einer flüssigeren Art des Sprechens und Einsatz adäquater gesprächsbegleitender Mimik und Gestik. Entwicklung einer aktiven Änderungshaltung gegen Stottern durch positive Erfahrungen mit der neuen Sprechweise (Einstellungsänderung, positive Selbstinstruktion). Relativierung des Anspruchsniveaus und Aufbau einer neuen „Sprecherrolle".

Stabilisierung und Generalisierung: In dieser oft längsten Phase soll das neue Sprechverhalten in immer schwierigeren Situationen geübt, gefestigt und stufenweise in den Alltag übertragen werden. Dazu dienen Gruppentherapien für Rollentraining, Außentraining, Einbeziehung der Anghörigen und Partner, Kontakte zu Selbsthilfegruppen.

Nachsorge: Unbedingt sind über längere Zeit in größer werdenden Abständen regelmäßgie Nachkontrollen und evtl. gezielte Wiederholungen einzelner Therapieabschnitte notwendig.

Eine *medikamentöse Behandlung* mit sedierenden oder tranquillisierenden Medikamenten ist nur als Zusatztherapie im Rahmen kombinierter Behandlungsverfahren sinnvoll. Deshalb darf bei einem Patienten keinesfalls auch nur im entferntesten der Eindruck erweckt werden, daß sich die Stottersymptome allein durch eine medikamentöse Therapie beseitigen lassen, da solche Erwartungen die aktive Mitarbeit in der Sprechbehandlung stets erheblich beeinträchtigen.

Zusätzlich ist aus psychologischer Sicht in der Therapie zu beachten, daß eine der wesentlichen Ursachen für die sozialen Auswirkungen der Störung die Einstellung des Stotternden zu seiner Behinderung ist. Häufig werden Konflikte mit der Umwelt, berufliche und persönliche Mißerfolge sowie daraus entstehende persönliche Probleme jeweils mit dem Stottern in Verbindung gebracht. Das Stottern erfüllt dann eine Art Alibifunktion, um den täglichen Anforderungen in allen Bereichen ausweichen zu können oder das Nichterreichen des hohen persönlichen Anspruchsniveaus mit dem Stottern zu entschuldigen.

Durch eine sorgfältige psychologische Diagnostik muß deshalb in entsprechenden Fällen geklärt werden, ob und ggf. wann eine Psychotherapie durchgeführt werden soll. Zu beachten ist hier jedoch immer, daß dann psychotherapeutische und sprechtherapeutische Maßnahmen unbedingt koordiniert werden müssen.

Im Hinblick auf die Betreuung stotternder Schulkinder soll noch erwähnt werden, daß diese im allgemeinen die Regelschule besuchen können. Nur bei schwersten Störungen oder dann, wenn sich in seltenen Fällen erhebliche Schwierigkeiten bei der Integration eines Kindes in die Klassengemeinschaft ergeben, und so die Lern- und Leistungsfähigkeit sehr erheblich gefährdet ist, sollte eine Umschulung in eine Sonderschule für Sprachbehinderte erwogen werden. Das Auftreten von Stottersymptomen kurz nach der Einschulung ist auch keinesfalls ein Grund für eine Ausschulung, da die Schulreife in keiner Beziehung zum Stottern steht. Durch eine solche Maßnahme würden für das Kind mit größter Wahrscheinlichkeit eher neue psychische Probleme entstehen.

2.8 Poltern

2.8.1 Begriffsbestimmung

Auch beim Poltern besteht eine Redeflußstörung. Es handelt sich hierbei um eine sprachliche Gestaltungsschwäche mit unbeherrschter, überhasteter und undeutlicher Rede, die wahrscheinlich Folge einer angeborenen, vererbbaren, konstitutionell oder hirnorganisch bedingten Eigentümlichkeit der Gesamtpersönlichkeit ist. Die Definition und das Krankheitsbild sind aber nicht scharf umrissen. Insbesondere sind die Beziehungen zwischen Stottern und Poltern nicht eindeutig geklärt. Poltern wird deshalb auch als verbale Manifestation einer zentralen Gleichgewichtsstörung der Sprache definiert, die auch als verzögerte Sprachentwicklung, Dyslalie, Lese-Rechtschreib-Schwäche, rhythmisch-musikalische Schwäche oder sogar nur als Unordentlichkeit oder Unruhe in Erscheinung treten kann. Sicher ist jedoch, daß es Kombinationen zwischen Poltern und Stottern gibt, wobei die Grenzen fließend zu sein scheinen.

2.8.2 Störungsbild

Das Poltern ist durch eine bunte Symptomatik gekennzeichnet, wobei sich sprachliche und nichtsprachliche Auffälligkeiten sowie bestimmte Persönlichkeitsmerkmale feststellen lassen. Die Symptome entstehen nicht im Sprechvorgang selbst, sondern bereits während der gedanklichen Vorbereitung.

Die Rede des Polterers wird vor allem durch schnelles, überstürztes, dysrhythmisches und zum Teil monotones Sprechen auffällig. Dabei entstehen Beschleunigungen des Sprechtempos sowohl innerhalb längerer Wörter als auch in einzelnen Passagen der Rede. Typisch sind das Verschlucken von Lauten und Silben, Wiederholungen von Silben, Wörtern und Satzteilen, Auslassungen und Verschmelzungen von Silben und Wörtern, Lautangleichungen an das vorherige oder ein nachfolgendes Phonem sowie das Einschieben von Lauten. Kennzeichnend sind weiterhin Redeabbrüche mit anschließendem Satzumbau. Insgesamt zeigt sich beim Polterer eine unkorrekte, verwaschene Artikulation. Sehr bildhaft wurde das Störungsbild deshalb früher auch oft mit dem Begriff Tumultus sermonis bezeichnet.

Neben diesen sprachlichen Symptomen finden sich bei Polterern aber auch nichtsprachliche Auffälligkeiten, die für diese Störung besonders charakteristisch sind. Vor allem feststellbar sind eine eingeschränkte Konzentrationsfähigkeit, eine reduzierte auditive und visuelle Wahrnehmungsspanne, grob- und feinmotorische Probleme sowie besonders eine geringe Musikalität und ein wenig ausgeprägtes Rhythmusempfinden.

Die sprachlichen und nichtsprachlichen Symptome finden sich zum Teil auch im schriftsprachlichen Ausdruck wieder.

Besonders typisch sind aber die Charakterzüge des Polterers, die sich besonders deutlich bei einer Gegenüberstellung mit den Charaktermerkmalen des Stotterers erkennen lassen (Tabelle 2).

Tabelle 2. Charakterzüge des Polterers und Stotterers (Nach Freund 1952)

Polterer	Stotterer
aggressiv	schüchtern
mitteilsam	verschlossen
aufbrausend	zurückhaltend
extrovertiert	introvertiert
impulsiv	gehemmt
unkontrolliert	zögernd
hastig und beschäftigt	langsam im Handeln

2.8.3 Ursachen und Formen

Beim Poltersyndrom müssen vor allem Formen ohne und mit Krankheitswert voneinander abgegrenzt werden. Keinen Krankheitswert haben insbesondere entwicklungsbedingte polterähnliche Symptome bei Kindern während der physiologischen Sprachentwicklung mit 2-1/2 bis 3 Jahren, die recht häufig falsch interpretiert werden. Aber auch die Tachylalie, das Schnellsprechen der Redegewandten, hat keinerlei pathologische Bedeutung. Hier ist lediglich ein extrem schnelles Sprechtempo vorhanden. Weitere typische Symptome des Polterns fehlen dagegen völlig.

Ursprünglich liegt dem echten Poltern wahrscheinlich eine primär *erbliche Disposition für Reifungsstörungen des Gehirns* zugrunde. Die familiäre Belastung für sprachliche Schwächen ist anamnestisch fast immer nachweisbar, und typisch ist auch das weitaus häufigere Betroffensein des männlichen Geschlechts im Verhältnis von 4:1. In diesen Familien treten gehäuft Sprachentwicklungsverzögerungen, Dysgrammatismus, Stammeln, Lese-Rechtschreib-Schwächen und sprachliche Gestaltungsschwächen auf.

Poltern kann aber sicher auch als Folge *frühkindlicher Hirnschäden* und *minimaler zerebraler Dysfunktionen* entstehen, obwohl das Poltern hirnpathologisch bisher nicht lokalisiert werden kann. Hinweise hierauf sind jedoch allgemeine EEG-Veränderungen, die bei 50 bis 90% der Polterer gefunden werden. Diese Veränderungen sind aber meist nur gering ausgeprägt. Deshalb ist vor allem bei der Interpretation kindlicher EEG-Befunde dringen zur Zurückhaltung zu raten.

Hirnorganisch bedingt kann Poltern auch nach Schädel-Hirn-Traumen oder bei neurologischen Erkrankungen auftreten.

Familiäre Sprechgewohnheiten oder sonstige *Umwelteinflüsse* führen dagegen sicher nie primär zur Entwicklung eines Polter-Syndroms. Sie können aber die Symptomstärke durchaus negativ beeinflussen.

Aufgrund ätiologischer Faktoren und anhand der Symptomatik lassen sich folgende Formen des Polterns unterscheiden:

- Poltern bei verzögerter Sprachentwicklung, wenn Poltersymptome noch im Alter von 4 bis 5 Jahren vorhanden sind,
- paraphrasisches Poltern, wenn Formulierungsschwächen im Vordergrund stehen,
- rezeptives Poltern bei impressiven Sprachschwächen,
- motorisches Poltern bei expressiven Leistungsschwächen,
- situationsbedingtes Poltern, wenn die Stärke der Symptomatik bei Konzentrationsschwankungen stark wechselt,
- organisch bedingtes Poltern bei frühkindlichen Hirnschäden, nach Hirntraumen, Aphasien usw.
- ideogenes Poltern, wenn überreiche Gedankeninhalte nicht schnell genug verbalisiert werden können.

2 Sprech- und Sprachstörungen

2.8.4 Diagnostik

Im Kindesalter muß beim Poltern wie bei Sprachentwicklungsverzögerungen eine ätiologisch orientierte Diagnostik durchgeführt werden. In der Spontansprache lassen sich dann sehr schnell die typischen Poltersymptome erfassen, so daß sich eine spezielle Sprechfunktionsdiagnostik erübrigt.

Bei Jugendlichen und Erwachsenen ist die Symptomatik meist noch deutlicher ausgeprägt, allerdings können sich in der Untersuchungssituation nicht unerhebliche Schwierigkeiten dadurch ergeben, daß die Poltersymptome sofort nachlassen oder sogar völlig verschwinden, wenn sich der Polterer auf sein Sprechen konzentriert. Wichtig ist es deshalb vor allem, eine ungezwungene Untersuchungssituation zu schaffen und z. B. eine Diskussion über ein Thema zu beginnen, das mit dem Arztbesuch in keinem Zusammenhang steht.

Zum Teil kann Poltern provoziert werden, wenn man den Patienten komplizierte Texte lesen läßt. Auch der Silbengeschwindigkeitstest, bei dem der Patient z. B. „da-da-da- ... -da" möglichst schnell hintereinander aussprechen soll, kann hilfreich sein. Normalerweise können 300 Silben pro Minute gesprochen werden. Sehr gewandte Sprecher und auch Polterer erreichen demgegenüber bis zu 460 Silben pro Minute.

Wichtig ist bei Poltern insbesondere die Differentialdiagnose gegenüber dem Stottern, da es einerseits Kombinationen beider Störungsbilder gibt und sich andererseits aus einem Poltern im Kindesalter ein Stottern entwickeln kann. Einige Autoren sind sogar der Meinung, daß sich Stottern immer aus einem Poltern entwickelt.

Von Freund sind die Unterschiede zwischen Stottern und Poltern besonders herausgearbeitet und tabellarisch zusammengefaßt worden. Diese Zusammenstellung (Tabelle 3) wurde immer wieder verändert und ergänzt. Prinzipiell werden hier die Unterschiede zwischen Stottern und Poltern deutlich, allerdings muß beachtet werden, daß sich Kombinationsformen beider Krankheitsbilder anhand dieser Gegenüberstellung nicht differenzieren lassen.

2.8.5 Prognose

Die Prognose eines Poltersyndroms muß insgesamt, aber insbesondere für ein Polter-Stotter-Syndrom als ungünstig bezeichnet werden. Da bei diesem Krankheitsbild nicht nur eine Redeflußstörung besteht, sondern primär die Gesamtpersönlichkeit des Patienten betroffen ist, sind positive Veränderungen der Sprechleistungen nur schwer zu erreichen. Bei

Tabelle 3. Unterschiede zwischen Poltern und Stottern (Nach Freund, modifiziert von Wirth 1983)

Kriterien	Poltern	Stottern
1. Bewußtsein der Störung	besteht nicht	besteht
2. Bei Aufmerksamkeitszuwendung	besser	schlechter
3. Vor Fremden wird gesprochen	besser	schlechter
4. Durch ungezwungene Redeweise	schlechter	besser
5. Kurze bestimmte Antworten	fallen leichter	fallen schwerer
6. Wiederholen lassen	besser	schlechter
7. Alkoholgenuß	schlechter	besser
8. Therapie	Hinlenken der Aufmerksamkeit auf die Artikulation	Weglenken der Aufmerksamkeit von der Artikulation
9. Lee-Effekt	Verschlechterung der Sprache	Besserung der Sprache
10. Sprechbeginn	oft verzögert	normal oder akzeleriert
11. Artikulation	häufig fehlerhaft	gut
12. Beginn der Störung	kein spezieller Ansatz	spezieller Ansatz
13. Verlauf	kontinuierlich, keine sekundären Symptome	flukturierend, evtl. schwere sekundäre Symptome
14. Kombinationen mit anderen Kommunikationsstörungen	mit Artikulation, Wortfindung, Satzbildung, Rechtschreiben, Lesen	meist keine anderen Sprach- und Kommunikationsstörungen

einem typischen Poltersyndrom ist der Betroffene selbst allerdings meist mit seiner Persönlichkeit und auch mit seinen Sprechleistungen durchaus zufrieden. Gestört fühlt sich viel eher seine Umgebung, und diese Tatsache relativiert natürlich die oben gegebene prognostische Einschätzung erheblich.

2.8.6 Therapie

Bei Kindern treten Poltersymptome ganz überwiegend im Rahmen einer Sprachentwicklungsverzögerung auf, und somit ist hier auch immer eine umfassende Therapie erforderlich. Dabei muß vor allem die sprachliche Kompetenz des Kindes auf allen sprachlichen Ebenen gefördert werden, wozu auch gehört, die Bezugspersonen dahingehend zu beeinflussen, dem Kind ein möglichst gutes sprachliches Umfeld zu bieten. Zusätzlich hat sich bei der Therapie dieser Kinder bewährt, besonderen Wert auf die Verbesserung allgemeinmotorischer Leistungen durch Bewegungsübungen zu legen und die auditive, visuelle und taktil-kinästhetische Wahrnehmung besonders zu fördern. Erst dann sollten spezielle Übungen zur Verlangsamung des Sprechtempos und zu rhythmisiertem Sprechen durchgeführt werden. Sinnvoll kann dabei auch eine Musiktherapie sein, die auch dazu führen soll, die Musikalität der Kinder wenigstens etwas zu fördern. Als günstig hat sich auch erwiesen, prosodische Merkmale der Sprache in der Therapie besonders zu betonen.

Bei Erwachsenen bilden, wenn der Patient eine Therapie wirklich wünscht, intensive Übungen zur Symptomwahrnehmung die Grundlage jeder Therapie, um durch eine Aufmerksamkeitsverlagerung auf seine Sprechfunktion allmählich eine Modifikation der Sprechweise zu erreichen. Auch bei Erwachsenen bewährt sich hierbei eine Überbetonung prosodischer Merkmale der Sprache, insbesondere der Rhythmik und der Sprechmelodie. Allmählich muß dann auch das Sprechtempo selbst verlangsamt werden, und hierzu können auch Elemente aus der Stimmtherapie wie Entspannungs- und Atemübungen sinnvoll eingesetzt werden. Zusätzlich sind oft auch Artikulationsübungen angezeigt, um einerseits relativ häufig vorhandene Lautbildungsstörungen (Zischlautstörungen) zu beseitigen, aber auch, um durch die bewußtere Artikulation die Sprechverständlichkeit und das Redetempo günstig zu beeinflussen. Manchmal können der Sprechrhythmus und das Sprechtempo auch durch ein Metronomsprechen verbessert werden, doch ist dies nur unter Anleitung eines Therapeuten erfolgversprechend. Eine Selbsttherapie mit technischen Hilfsmitteln ist fast immer sinnlos. Wesentlich ist es dann aber vor allem, die Übungssprechweise allmählich in die Spontansprache zu überführen und die verbesserte Sprechweise zu stabilisieren.

2.9 Dysarthrie

2.9.1 Begriffsbestimmung

Unter dem Begriff Dysarthrie werden im allgemeinen zentral verursachte (senso-)motorische Störungen der Artikulations- und Phonationsmuskulatur zusammengefaßt, die sich als zentrale Sprechstörungen manifestieren.

Die Begriffsbestimmung ist jedoch nicht einheitlich. So werden im phoniatrischen Schrifttum Dysarthrien meist als Störungen der Aussprache und der Stimmgebung infolge von Erkrankungen der zerebralen Zentren, Bahnen und Kerne der am Sprechvorgang beteiligten Nerven definiert. Abgegrenzt werden somit insbesondere alle Formen der Dyslalie und besonders dysglossische Störungen sowie die bukko-lingualen Apraxien. Bei der Betrachtung der nerval bedingten Innervationsstörungen ist dann jedoch zu beachten, daß Hirnnervenkernlähmungen, wie die motorischen Hirnnervenlähmungen, Lähmungen vom peripheren Typ verursachen, die mit einer Atrophie der nicht innervierten Muskulatur einhergehen. Zentrale Lähmungen der Sprechmuskulatur entstehen dagegen nur dann, wenn die Schädigung oberhalb der motorischen Hirnnervenkerngebiete liegt. Von seiten der Neurologie werden unter dem Dysarthriebegriff demgegenüber zusätzlich meist auch die Sprechstörungen als Folge peripherer Läsionen der motorischen Hirnnerven als periphere neurogene Dysarthrie und die Artikulationsstörungen durch Erkrankungen der Sprechmuskulatur als myogene Dysarthrie zusammengefaßt. Eindeutig ist dagegen die Abgrenzung der Dysarthrien gegenüber den Aphasien als zentralen Sprachstörungen.

Hier sollen im Sinne der phoniatrischen Definition unter Dysarthrien nur die zentralen Sprechstörungen einschließlich der bulbär bedingten besprochen werden, da die peripher-neurogen und die myogen verursachten Störungen bereits in den Abschnitten Stammeln und Näseln behandelt wurden.

2.9.2 Einteilung, Ursachen und Störungsbild

Dysarthrien sind nach der oben dargestellten Definition immer das Symptom einer Erkrankung oder traumatischen Schädigung des zentralen Nervensystems. Ausschlaggebend für die Symptomatik der einzelnen Dysarthrieformen ist aber nicht die Art der Erkrankung, sondern die Lokalisation und die Ausdehnung der zentralen Schädigung. Deshalb ist bei Dysarthrien eine Einteilung nach ätiologischen Gesichtspunkten meist nur im Hinblick auf die Prognose der Grunderkrankung sinnvoll.

Eine auch funktionellen Gesichtspunkten allgemein gerecht werdende Einteilung der Dysarthrien gibt es bisher nicht. Dies ist insbesondere darauf zurückzuführen, daß die Funktionen einzelner Strukturen des zentralen Nervensystems unter physiologischen Bedingungen oftmals noch unbekannt sind. Es kann nämlich nicht immer davon ausgegangen werden, daß der Schädigungsort als Ausgangspunkt einer Funktionsstörung auch gleichzeitig mit dem Sitz der physiologischen Funktion identisch ist. Eine Einteilung nach Lage und Ausmaß der Läsionen muß deshalb auch immer unbefriedigend bleiben. Dies zeigt allein schon die Tatsache, daß sich z. B. das motorische System unter funktionellen Aspekten nicht in seine Einzelkomponenten Willkür-

2 Sprech- und Sprachstörungen

motorik und unwillkürliche Motorik aufgliedern läßt, da unter physiologischen Bedingungen immer ein koordiniertes Zusammenspiel erfolgt. So gibt es auch fast nie reine kortikale, pyramidale oder extrapyramidale Dysarthrien. Dies hängt nicht nur mit der jeweiligen Ausdehnung der Läsionen zusammen, sondern ist offenbar meist Folge von komplexen Störungen innerhalb der zentralen Funktions- und Regelsysteme.

Gebräuchlich sind heute im allgemeinen zwei Einteilungsprinzipien der Dysarthrien: einerseits nach neurologischen Syndromen und andererseits nach der Lokalisation.

Nach neurologischen Syndromen lassen sich folgende Formen unterscheiden:

- Dysarthrie mit schlaffer Lähmung,
- Dysarthrie mit spastischer Lähmung,
- Dysarthrie mit Rigidität,
- Dysarthrie mit Störungen der Koordination,
- Dysarthrie bei Störungen der Sensibilität im Mund- oder Larynxbereich,
- Dysarthrie mit Apraxie,
- Dysarthrie mit Störungen von Hemmungsvorgängen.

Eine Einteilung der Dysarthrien nach der Lokalisation hat, wie dargestellt, erhebliche Mängel. Trotzdem wird dieses Einteilungsprinzip auch heute noch vornehmlich benutzt, da sich so die charakteristischen und wesentlichen Symptome der einzelnen Dysarthrieformen didaktisch am besten darstellen lassen. Danach werden folgende Formen unterschieden:

Kortikale und pyramidale Dysarthrie: Die Differenzierung dieser, an sich zu trennenden Dysarthrieformen bereitet besondere Schwierigkeiten und ist deshalb auch umstritten. Es muß hier insbesondere berücksichtigt werden, daß die motorischen Hirnnervenkerne aufgrund der nicht vollständigen Kreuzung der Pyramidenbahnen mit Ausnahme des unteren Kerns des N. facialis Impulse aus beiden Hirnhemisphären erhalten, so daß das komplette Syndrom nur bei beidseitigen Läsionen entstehen kann. Bei einseitigen Schäden treten dagegen meist nur vorübergehende oder inkomplette Symptome auf. Wesentlich sind in diesem Zusammenhang aber dysarthrische Begleitsymptome bei Aphasien, die manchmal noch zusätzlich mit Symptomen einer bukkofazialen Apraxie einhergehen.

Als typisch für kortikale Läsionen werden das Silbenstolpern bei der progressiven Paralyse, die postkommotionelle Stummheit bzw. die iterative Dysarthrie angesehen. Bei pyramidalen Schäden finden sich spastische, plumpe, hypertonische Bewegungen der Gesichts- und Artikulationsmuskulatur. Die Sprechweise ist verwaschen und manchmal explosiv. Zusätzlich finden sich oft ein offenes Näseln, hyper- oder auch hypokinetische Stimmstörungen und Koordinationsstörungen der Atmung. In charakteristischer Ausprägung zeigen sich diese Befunde bei beidseitiger Ausschaltung der Tractus corticonucleares der Pyramidenbahn. Folge ist dann eine komplette Supra-(pseudo-)bulbärparalyse mit zentraler Lähmung der Gesichts-, Gaumen-, Rachen-, Zungen- und Kehlkopfmuskulatur, die jedoch nur sehr selten isoliert auftritt.

Extrapyramidale (subkortikale) oder Stammgangliendysarthrie: Ursächlich für diese Dysarthrien sind Läsionen im Bereich der Stammganglien, die klinisch gut differenzierbare Krankheitsbilder verursachen. Da hierbei vielfach antagonistisch arbeitende Systeme gestört sind, treten hypo- oder hypertone und hypo- oder hyperkinetische motorische Störungen auf. Besonders wesentlich sind das Parkinson-Syndrom, das choreatische Syndrom und das athetotische Syndrom. Zu erwähnen ist hier auch die hepatozerebrale Degeneration (Morbus Wilson).

Parkinson-Syndrom: Der Morbus Parkinson ist durch hyperton-hypokinetische Bewegungsabläufe gekennzeichnet. Die Schädigung liegt im Bereich der Substantia nigra. Der Grad der Dysarthrie wird wesentlich durch die oft unterschiedliche Ausprägung der Hauptsymptome Bewegungsarmut (Hypokinese), Erhöhung des Muskeltonus (Rigor) und Muskelzittern (Tremor) bestimmt. Typisch für die Dysarthrophonie ist die mangelhafte Artikulation, vor allem bei Explosivlauten. Hierdurch wird die Sprechweise undeutlich und verwaschen. Zusätzlich ist fast immer ein offenes Näseln als Folge von Fehlinnervationen des Gaumensegels vorhanden. Auch die hypokinetische Stimmgebung, die zu einer leisen und kraftlosen Stimme führt, und das Stimmzittern durch einen Stimmlippentremor sind charakteristisch. Weiterhin finden sich ausgeprägte Prosodieveränderungen, insbesondere eine Monotonie. Vor allem auffällig ist aber das Symptom des „Erlöschens des Sprech- und Phonationsantriebes". Hierdurch wird die Stimme immer leiser und die Artikulation immer undeutlicher, so daß die Sprechäußerung allmählich völlig versiegt.

Choreatisches Syndrom: Hier bestehen unwillkürliche Zuckungen einzelner Muskeln und Muskelgruppen mit ausfahrenden Bewegungen als Folge einer diffusen Schädigung im Corpus striatum. Auch die Dysarthrie ist durch unregelmäßige zuckende Bewegungsstörungen der Sprechmuskulatur gekennzeichnet. Besonders auffällig ist ein Grimmassieren. Die Artikulation ist undeutlich und verwaschen, kann stakkatoähnlich sein oder verlangsamt ablaufen. Die Stimme klingt durch die hyperkinetische Funktion der Kehlkopfmuskulatur wechselnd rauh und tief. Typisch ist auch eine schnelle Stimmermüdung.

Athetotisches Syndrom: Meist treten athetotische Symptome im Rahmen einer frühkindlichen Schädigung des striopallidären Systems auf. Sie sind durch unwillkürliche, wurmförmige Bewegungen bei wechselndem Muskeltonus und durch das Bestehenbleiben von Neugeborenenreflexmustern gekennzeichnet.

Dysarthrien sind bei Athetosen besonders häufig und meist auch besonders schwer ausgeprägt. Es finden sich hochgradige Koordinationsstörungen der Artikulations-, Phonations- und Respirationsmuskulatur, die sich beim Sprechen stets verstärken. Konsonanten und Vokale werden verwaschen und verzerrt ausgesprochen. Oft ist die Stimme laut, gepreßt und bricht zeitweilig plötzlich ab.

Hepatozerebrale Degeneration (Morbus Wilson): Es besteht eine Störung im Metallmetabolismus, die vorwiegend im Linsenkern zu degenerativen Veränderungen führt. Typisch sind ein Intentionstremor und choreatisch-athetotische Hyperkinesen. Die Artikulation ist schwerst gestört, unrhythmisch, verlangsamt, skandierend und verwaschen. Im weiteren Verlauf der Erkrankung wird die Sprache fast unverständlich.

Zerebellare Dysarthrie: Läsionen des Kleinhirns und seiner Bahnen führen vorwiegend zu Störungen der motorischen Koordination, Gleichgewichtsstörungen und Dysregulationen des Muskeltonus. Zerebellare Dysarthrien treten vor allem bei Into-

2 Sprech- und Sprachstörungen

xikationen, Durchblutungsstörungen, degenerativen Prozessen (Heredoataxien), der Multiplen Sklerose sowie seltener bei Tumoren auf. Typisch sind eine verlangsamte und schwerfällige Artikulation und Sprechweise sowie eine unpräzise Aussprache der Konsonanten, artikulatorische Abbrüche und ein rauher Stimmklang. Besonders auffällig kann eine skandierende Sprechweise sein, bei der jede Silbe einzeln betont wird. Fast immer bestehen erhebliche Störungen der Koordination von Phonationsatmung, Stimmgebung und Artikulation.

Bulbäre Dysarthrie: Bei einer progressiven Bulbärparalyse fallen ein- bzw. meist beidseitig die Hirnnervenkerne der Vagusgruppe, der Hypoglossuskern und häufig auch der Fazialiskern aus, so daß *atrophische* Lähmungen der Lippen-, Zungen-, Gaumen-, Schlund- und Kehlkopfmuskulatur auftreten. Somit sind erste Symptome der Bulbärparalyse die Dysarthrie und Schluckstörungen. Typisch sind fibrilläre Zuckungen im Bereich der Zunge als Zeichen einer chronischen Denervierung der Muskulatur.

Die Sprechweise ist durch eine mühsame, verwaschene und undeutliche Artikulation gekennzeichnet. Es besteht offenes Näseln, und die Stimme wird leise und kraftlos, so daß auch die prosodischen Merkmale der Sprache schwer beeinträchtigt sind. Kehlkopflähmungen stellen sich erst im Spätstadium der Erkrankung ein.

Dysarthrien bei zerebralen Bewegungsstörungen im Kindesalter: Wie schon im Abschnitt Sprachentwicklungsverzögerung erwähnt, nehmen infantile zerebrale Bewegungsstörungen eine Sonderstellung ein, da unter diesem Begriff sehr unterschiedliche Krankheitsbilder zusammengefaßt werden. In Abhängigkeit vom Sitz der Läsionen im Gehirn können kortikale, pyramidale, extrapyramidale und zerebellare Symptome auftreten.

Nach der Art der Funktionsstörung lassen sich hyperton-spastische, ataktische, dyskinetische und Mischformen unterscheiden. Neben den neuromuskulären Bewegungsstörungen bestehen meist noch zusätzliche Begleitsymptome: geistige Entwicklungsstörungen, Epilepsien, Sehstörungen, Hörstörungen, Gleichgewichtsstörungen und vor allem auch Sprach-, Sprech- und Stimmstörungen sowie Verhaltensauffälligkeiten. Es ist deshalb stets eine genaue Analyse der Einzelsymptome erforderlich.

2.9.3 Diagnostik

Als Grundlage jeder Dysarthriediagnostik sind immer genaueste neurologische bzw. kinderneurologische Untersuchungen erforderlich, um die Ursachen, die Lokalisation und den Umfang der zugrundeliegenden neurologischen Erkrankungen zu klären. Dabei kann heute die Computertomographie die Diagnostik äußerst wertvoll ergänzen. Oft ist zusätzlich noch eine Zusammenarbeit mit anderen medizinischen Fachdisziplinen, z. B. der Orthopädie, Augenheilkunde usw. erforderlich, um alle Störungen umfassend abzuklären.

Von seiten der Phoniatrie und Logopädie müssen dann vor allem die Sprechfunktion, aber auch die Stimmfunktion und die Sprache sowie das Lesen und Schreiben genauestens beurteilt werden. Erforderlich ist dabei stets eine differenzierte Symptomanalyse in allen Bereichen, da nur so der Gesamtumfang der Störung erfaßt werden kann. Dabei können auch pneumographische Registrierungen der Atembewegungen und Sprachfrequenzanalysen diagnostisch hilfreich sein.

Zusätzlich sind oft auch psychologische Beurteilungen erforderlich. Vor allem bei Kindern müssen die fast mit Regelmäßigkeit vorhandenen psychoorganischen Begleitsymptome eingehend abgeklärt werden. Besonders wesentlich ist dabei immer die möglichst frühzeitige Erfassung der intellektuellen Fähigkeiten. Bei Erwachsenen müssen gleichfalls psychoorganische Faktoren als Folge der Hirnerkrankung, andererseits aber auch sekundäre psychische Veränderungen berücksichtigt werden. Besonders bleibende, organisch bedingte Wesensveränderungen bedürfen einer besonderen Beachtung.

2.9.4 Prognose

Die Prognose ist bei allen Dysarthrieformen von der Prognose der neurologischen Grunderkrankung abhängig. Dysarthrien können im allgemeinen nicht beseitigt, sondern nur gebessert werden. Bei einigen Formen, z.B. bei der Bulbärparalyse, ist keine Besserung möglich. Die Prognose kann aber immer nur im Einzelfall betrachtet werden.

2.9.5 Therapie

Grundlagen der Therapie bei Dysarthrien sind, soweit möglich, ätiologisch ausgerichtete Maßnahmen zur Besserung des Grundleidens, die vom Neurologen, Neuropädiater und ggf. Internisten, Neurochirurgen oder Orthopäden durchgeführt oder veranlaßt werden. Auf der Basis dieser Therapie muß dann durch phoniatrische und logopädische Behandlungen versucht werden, die Sprechstörung zu bessern. Die therapeutischen Grundsätze bei den einzelnen Dysarthrieformen können hier nur stichpunktartig erläutert werden.

Bei *kortikalen* und *pyramidalen Dysarthrien* stehen fast immer die aphasischen Störungen im Vordergrund. Stärker ausgeprägte dysarthrische Symptome erfordern aber zusätzlich ein Artikulationstraining.

Eine Sonderstellung nimmt die *Suprabulbärparalyse* ein, die jedoch meist inkomplett im Rahmen einer zerebralen Bewegungsstörung auftritt. Das komplette Störungsbild verursacht eine schwerste Dysarthrie oder eine Anarthrie. Bei Kindern kommt es zusätzlich zu schweren Sprachentwicklungsstörungen, so daß hier neben Maßnahmen zur Anbahnung der Artikulation ein systematischer Sprachaufbau erforderlich ist.

Die Therapie *extrapyramidaler Dysarthrien* muß sich an den im Vordergrund stehenden Symptomen orientieren. Allgemein sind Übungen zur Steuerung der

2 Sprech- und Sprachstörungen

Stimmfunktion, der Artikulationsmotorik, der Phonationsatmung und der Prosodie erforderlich.

Beim *Parkinson-Syndrom* sind medikamentöse Behandlungen und bei Erfolglosigkeit dieser Therapie stereotaktische Operationen möglich. Als Komplikationen der Operation können aber manchmal Verschlechterungen der Sprechfunktion und leichtere Wernicke-Aphasien auftreten. Diese Störungen sind aber meist vorübergehender Natur. Bei der Sprechtherapie müssen vor allem Modulations- und Mundmotorikübungen sowie ein Artikulationstraining und Redeflußübungen durchgeführt werden.

Choreatische Dysarthrien lassen sich manchmal günstig durch Übungen zur optischen Selbstkontrolle, die später mit geschlossenen Augen durchgeführt werden, beeinflussen.

Athetotische Dysarthrien können in den meisten Fällen leider nur wenig gebessert werden. Im Vordergrund der Therapieversuche stehen Übungen zur Koordination von Phonationsatmung, Phonation und Artikulation.

Auch bei *zerebellaren Dysarthrien* können die Sprechstörungen bei progredienten Erkrankungen kaum beeinflußt werden. Logopädische Maßnahmen sind deshalb nur dann angezeigt, wenn stationäre Störungen vorhanden sind.

Bei progressiven *bulbären Dysarthrien* sind jedoch sprechtherapeutische Maßnahmen im Anfangsstadium der Erkrankung sinnvoll, da hier der Verlauf meist chronisch-protrahiert ist und zeitweilige Stillstände eintreten.

Infantile zerebrale Bewegungsstörungen sind kausal gleichfalls nicht zu beeinflussen. Alle therapeutischen Maßnahmen können deshalb nur dem Ziel dienen, funktionelle Besserungen der motorischen und sensomotorischen Ausfälle zu erreichen. Grundsätzlich müssen intensive Frühbehandlungen angestrebt werden. Dies gilt insbesondere auch für das Training der Mundmotorik und die Anbahnung sprachlicher Vorstufen. Grundlage der Behandlung sind physiotherapeutische Maßnahmen. Für die Schulung der Artikulationsmotorik ist besonders die sog. Mund-, Eß- und Trinktherapie von Bedeutung. Hör- und Sehstörungen müssen möglichst frühzeitig diagnostiziert und behandelt werden.

Für die eigentliche Sprechtherapie werden später meist Methoden eingesetzt, die auf der Bobath-Therapie basieren. Hierbei wird vor allem die Hemmung von pathologischen Reflexen zur Normalisierung des Muskeltonus mit anschließender Bahnung normaler aktiver Bewegungsabläufe angestrebt. Es sind stets intensive und langjährige physiotherapeutische und Sprachbehandlungen unter Einbeziehung der Eltern als Kotherapeuten erforderlich. Je nach dem Schweregrad der Grunderkrankung werden die Behandlungen ambulant, teilstationär oder stationär in entsprechenden Zentren durchgeführt. Wesentlich ist dabei vor allem, daß die Maßnahmen von seiten der verschiedenen Fachgebiete koordiniert erfolgen. Dies gilt ganz besonders für die Abstimmung physiotherapeutischer, logopädischer und psychologischer Maßnahmen.

Schwerst behinderte Kinder müssen hinsichtlich der schulischen Betreuung zunächst oft Einzelunterricht durch Sonderschulpädagogen erhalten und werden später in Kleingruppen integriert. Die Einschulung in Sonderschulen muß entsprechend den im Vordergrund stehenden Behinderungen erfolgen. Schwerst behinderte Kinder können im allgemeinen nur in Einrichtungen für Mehrfachbehinderte entsprechend gefördert werden. Bei schwersten Dysarthrien oder Anarthrien ist es manchmal unmöglich, eine verbale Kommunikation zu erreichen. Dann müssen technische Kommunikationshilfen, z. B. in Form von elektronischen

Minischreibmaschinen mit behinderungsadäquaten Steuersystemen benutzt werden. Hierbei ist es jedoch wesentlich, daß diese Systeme individuell adaptiert und ausreichend lange vom Behinderten unter fachkundiger Anleitung erprobt werden.

Literatur

Arentsschild O v (1982) Sprach- und Sprechstörungen. In: Biesalski P, Frank F (Hrsg) Phoniatrie-Pädaudiologie. Thieme, Stuttgart New York, S 114–192

Freund H (1952) Studies in the interrelationship between stuttering and cluttering. Folia Phoniat 4: 146–168

Härle F, Holm C, Hartmann H, Jüngst B, Polpathapee S (1971) Die phasenspezifische Entwicklung der kindlichen Sprache aus chirurgischer und psychologischer Sicht, dargestellt an Spaltträgern. Z Laryng Rhinol 50: 243–249

Wendler J (1981) Stotternde in der phoniatrischen Praxis. Folia Phoniat 33: 181–188

Wirth G (1983) Sprachstörungen, Sprechstörungen, kindliche Hörstörungen, 2. Aufl Deutscher Ärzte-Verlag, Köln

3 Formen und Behandlungsmöglichkeiten der Aphasien

L. SPRINGER

3.1 Definition, Ursachen und sozialmedizinische Bedeutung

Aphasien sind Störungen der Sprachfunktionen des zentralen Nervensystems, bei denen die verschiedenen Komponenten des Sprachsystems (Lautstruktur, Wortwahl, Wort- und Satzbildung) beeinträchtigt sind. Die aphasischen Symptome zeigen sich in der Laut- und Schriftsprache; Sprechen und Verstehen, Lesen und Schreiben sind gestört. Reine sprechmotorische Störungen wie Sprechapraxien und Dysarthrien sind von Aphasien abzugrenzen.

Häufig werden aphasische Störungen auf eine Denkstörung zurückgeführt. Patienten mit Aphasien haben aber keine stärkere Beeinträchtigung des Denkens als Patienten ohne Aphasien bei vergleichbarer Hirnschädigung.

Die überwiegende Anzahl der Aphasien (ca. 80%) tritt als Folge von umschriebenen Hirn-Durchblutungsstörungen in der sprachdominanten Großhirnhälfte auf. Die übrigen Krankheitsursachen, Schädelhirntrauma, Tumor, Enzephalitis und degenerative Hirnabbauprozesse haben eine weitaus geringeren Anteil.

Nach sozialmedizinischen Schätzungen erkranken pro eine Million Einwohner jährlich etwa 150 Menschen an Aphasien, die auf einer Störung der Blutversorgung bestimmter Hirnteile beruhen. Für die Bundesrepublik Deutschland bedeutet dies jährlich ca. 15 000 Neuerkrankungen, von denen mindestens die Hälfte längerfristig therapiebedürftig sind, wenn man Aphasien anderer Ursache und Aphasien bei Kindern hinzunimmt.

Bei Hirngefäßerkrankungen treten Aphasien dann auf, wenn die Durchblutungsstörung Äste der mittleren Hirnarterie betrifft. Je nachdem, ob es sich um vordere oder hintere Mediaäste oder um das gesamte Versorgungsgebiet der Arteria cerebri media handelt, treten charakteristische Kombinationen von Symptomen auf, die man als aphasische Syndrome (Abb. 1) bezeichnet. In den meisten klinischen Zentren und in der neueren Literatur werden vier Hauptsyndrome unterschieden, näm-

1 = A. orbitofrontalis
2 = Aa. operculares frontales (A. praecentralis)
3 = Aa. operculares parietales (A. centralis)
4 = A. callosomarginalis
5 = Aa. operculares parietales
6 = A. frontopolaris
7 = A. pericallosa
8 = Insulares
9 = A. cerebri anterior
10 = A. ophthalmica
11 = Siphon
12 = Siphon-Inzisivum-Linie
13 = A. choroidea anterior
14 = A. gyri angularis
15 = A. temporalis posterior
16 = A. cerebri posterior
17 = A. cerebri media

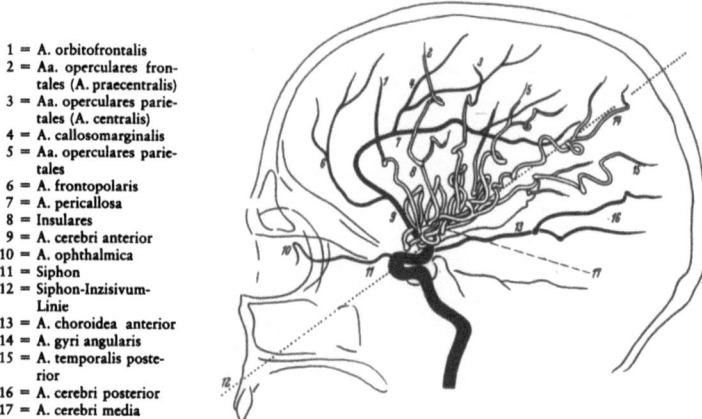

Abb. 1. Schematische Darstellung des Verlaufs der Hirnarterien (Aus Krayenbühl u. Yasargil 1972)

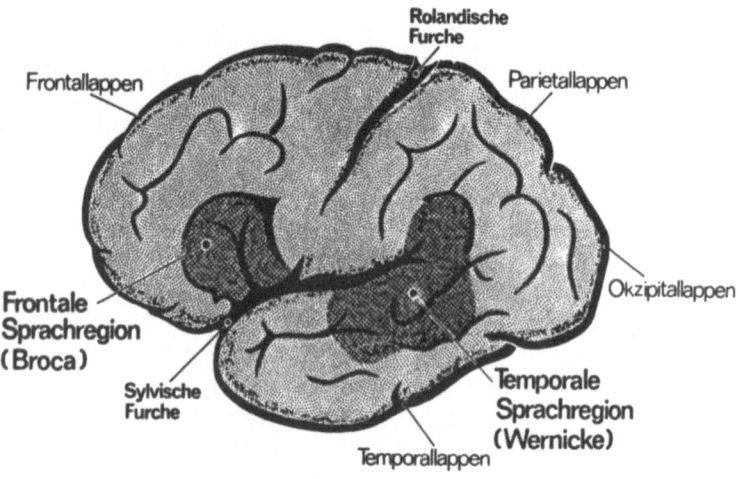

Abb. 2. Seitenansicht der linken Großhirnrinde. Die Inselrinde ist nicht sichtbar; sie ist eine Einstülpung der Großhirnrinde nach innen entlang der Sylvischen Furche

lich die Broca-, die Wernicke-, die amnestische und die globale Aphasie. In älteren, aber auch in einigen neueren Beschreibungen werden die Bezeichnungen „motorische" Aphasie und „sensorische" Aphasie benutzt. Dabei entspricht die Broca-Aphasie weitgehend der motorischen Aphasie und die Wernicke-Aphasie der sensorischen Aphasie. Die Bezeichnungen „motorische" und „sensorische Aphasie" sind jedoch we-

3 Formen und Behandlungsmöglichkeiten der Aphasien

nig geeignet, weil sie von Aphasieformen, bei denen immer expressive *und* rezeptive Sprachfunktionen beeinträchtigt sind, nur eine einzige gestörte Modalität herausgreifen (Abb. 2).

3.2 Hauptformen der Aphasien

3.2.1 Broca-Aphasie („motorische Aphasie")

Lokalisation. Bei der Broca-Aphasie sollten die Läsionen am Fuß der dritten Stirnwindung der sprachdominanten Hemisphäre lokalisiert sein. Computertomographische Untersuchungen ergaben jedoch nur bei 40–50% der Patienten einen gemeinsamen Läsionsschwerpunkt in der Inselrinde sowie im anschließenden frontalen und zentralen Marklager des Stirnhirns. Es handelt sich jedoch immer um Läsionen im Versorgungsgebiet der vorderen Mediaäste (Arteria praerolandica).

Sprachliche Leitsymptome. Die Sprache ist nicht flüssig. Die Patienten haben aufgrund von Störungen der Wortfindung, der Wort- und Satzbildung Schwierigkeiten, ihre Gedanken sprachlich zu formulieren. (Sprachanstrengung). Der Satzbau ist agrammatisch, d. h. er ist vereinfacht, und es kommt zu Auslassungen und Fehlbildungen bei Flexionsformen (Endungen von Substantiven, Verben und Adjektiven) und Funktionswörtern (Artikel, Pronomen, Präpositionen). Die Lautstruktur ist meist gestört. Hinzu können Störungen der Sprechprogrammierung und motorischen Ausführung (Sprechapraxien und Dysarthrien) sowie Abweichungen der Sprechmelodie und Betonung (Dysprosodie) kommen. Das Sprachverständnis ist nur mäßig beeinträchtigt. Beim lauten Lesen und Schreiben finden sich häufig ähnliche Schwierigkeiten wie in der Lautsprache. Die Kommunikation ist vor allem wegen der lautsprachlich expressiven Schwierigkeiten beeinträchtigt.

Spontansprachbeispiel

Untersucher: Wie hat das mit Ihrer Krankheit angefangen?
Patient: Ja ... im Bett passiert... und dann Krankenhaus... nichts mehr gesprochen... eine Seite (zeigt auf den rechten gelähmten Arm).. nicht mehr.. und nichts mehr sprechen...
Untersucher: Wie ging es dann weiter?
Patient: Äh..äh.. die Frau ... angerufen... und fünf.. zehn Minuten ... oder ... äh... und dann in Krankenhaus.
Untersucher: Hm.
Patient: Fünf sechs Monate .. äh... Wochen.. und dann eine... zwei Wochen nach Hause... und hier in Aachen... Sprach... Sprachzentrum also.

3.2.2 Wernicke Aphasie („sensorische Aphasie")

Lokalisation. Die Läsion liegt im rückwärtigen Anteil des Schläfenlappens und bezieht immer die erste Temporalwindung mit ein. Diese Region entspricht dem Versorgungsgebiet der hinteren Mediaäste (Arteria temporalis posterior).

Sprachliche Leitsymptome. Die Sprachäußerungen sind flüssig, häufig auch überschießend. Es kommen viele Wortersetzungen (semantische Paraphasien) und/oder lautliche Veränderungen von Wörtern (phonematische Paraphasien) vor. Die Sätze sind lang und komplex, und es kommt zu Verdoppelungen und Überschneidungen von Satzteilen (Paragrammatismus). Artikulation und Prosodie sind meist nicht beeinträchtigt. Schriftsprachliche Leistungen sind häufig in der gleichen Weise gestört wie die Lautsprache. Es gibt jedoch immer wieder Wernicke-Aphasiker, bei denen z. B. das laute Lesen weniger gestört ist als das Nachsprechen und die Spontansprache. Das Sprachverständnis ist meist erheblich beeinträchtigt. Die sprachliche Kommunikation ist aufgrund der rezeptiven *und* expressiv-sprachlichen Schwierigkeiten erheblich eingeschränkt.

Spontansprachbeispiel
Untersucher: Können Sie genauer erzählen, wie das passiert ist?
Patient: Ja...mir mir wurdens F. K.Krankenschalte geschalte geschak und da war mir nich gefällt ... da haben Sie mich nur gefeilt und in und in Sk...Kranke weiß ich nix weiß.
Untersucher: Und dann, nachdem das passiert ist, sind Sie ins Krankenhaus gekommen?
Patient: Ja.
Untersucher: Und was hatten Sie da am Anfang für Probleme?
Patient: Probleme ich hatte mein Bein Beinebou. Da war ich gebuchten... da war auch mein Buch. Duch und das Bech Beich wurde nach das seit wieder.

3.2.3 Amnestische Aphasie

Lokalisation. Die Läsionen liegen vorwiegend retrorolandisch, d. h. tempoparietal. Eine Zuordnung der amnestischen Aphasie zur Läsion einer bestimmten Hirnregion ist jedoch weit weniger abgesichert als bei den anderen Aphasieformen.

Sprachliche Leitsymptome. Die Sprachproduktion ist vor allem durch die Wortfindungsstörungen und gelegentlichen Wortersetzungen gekennzeichnet. Der Satzbau, die Wortbildung und Lautstruktur sowie das Sprachverständnis sind nur wenig beeinträchtigt.

Spontansprachbeispiel
Untersucher: Und was ist dann passiert?
Patient: Tja...bin ich in Urlaub gefagen... und nach eineinhalb Wochen dann bin ich zusammengeklappt.. und was das ist weiß ich nicht.
Untersucher: Und wo war das?
Patient: Ja...en Ding... wie heißt et... m Deutschland... unten an der... an der Grenze... an et Feuer da an dem...net Feuer... Ich komm nich auf der Name.
Untersucher: In der Schweiz oder?
Patient: Nein ist noch weiter...äh is... na net weiter...na wie heißt dat jetz... der Fluß is halb von Deutschland... halb von dat Flüßchen... wie heißt dat jetz.

3.2.4 Globale Aphasie

Lokalisation. Die Läsionen betreffen die gesamte Sprachregion, können aber nach Lage und Größe variabel sein. Es handelt sich überwiegend um Gefäßverschlüsse des Hauptstammes der Arteria cerebri media.

Sprachliche Leitsymptome. Es liegen schwere Beeinträchtigungen der Sprachproduktion und des Sprachverständnisses sowie aller schriftsprachlichen Fähigkeiten vor. Meist sind die Sprachäußerungen auf wenige automatisierte oder hochvertraute Wörter und Redefloskeln eingeschränkt. Es besteht erhebliche Sprachanstrengung. Hinzu kommt oft eine Sprechapraxie und Dysarthrie. Bei einer Unterform der globalen Aphasie besteht die Sprachproduktion aus Sprachautomatismen, die nur aus aneinandergereihten Silben bestehen, z. B. „dododo", „tatata" („recurring utterances").

Spontansprachbeispiele
Beispiel 1: schwere globale Aphasie
Untersucher: Erzählen Sie, wie's Ihnen so geht.
Patient: ...vier... (stöhnt) ...vier.vier.fünf.sechs.
Untersucher: Was sind Sie denn von Beruf?
Patient: ...eins, zwei ne... (stöhnt) ...eins zwei.
Untersucher: Wo haben Sie denn zuletzt gearbeitet?
Patient: ...Menschenskinder noch mal (klopft auf den Tisch, stöhnt). Ne...ne... eins zwei drei vier fünf.
Untersucher: Haben Sie Kinder?
Patient: Ja (zeigt 2 Finger) eins zwei drei ne.

Beispiel 2: globale Aphasie mit „recurring utterances"
Untersucher: Erzählen Sie mir mal, wie's Ihnen im Moment so geht.
Patient: l.i.nei.nei didididi. nein.nein dididi.

Untersucher:	Können Sie denn wieder laufen?
Patient:	ja..hm.
Untersucher:	Und wie sind Sie jetzt hierhergekommen in die Klinik?
Patient:	Nein...didididi . Didididi.ja.
Untersucher:	Sind Sie mit dem Bus gefahren?
Patient:	N nein . Didi.
Untersucher:	Mit dem Taxi?
Patient:	Ja.

3.2.5 Sonderformen

Von den in der Literatur beschriebenen Sonderformen sind die Leitungsaphasien und die transkortikalen Aphasien am wichtigsten. Die Lokalisation ist aber für beide Formen umstritten.

3.2.5.1 Leitungsaphasie

Die Spontansprache ist flüssig, aber durch viele lautliche Veränderungen entstellt (phonematische Paraphasien). Im Vergleich dazu ist das Nachsprechen unverhältnismäßig schwer gestört.

3.2.5.2 Transkortikale motorische Aphasie

Bei dieser seltenen Form sind spontane Sprachäußerungen kaum möglich, während Nachsprechen herausragend gut gelingt.

3.2.5.3 Transkortikale sensorische Aphasie

Auch bei dieser Aphasieform ist die Spontansprache schwer beeinträchtigt. Fragen und Äußerungen des Gesprächspartners werden oft echolalisch wiederholt. Nachsprechleistungen sind jedoch möglich. Das Sprachverständnis ist jedoch schwer gestört.

3.3 Spontanverlauf und Prognose

Wie Untersuchungen bei Patienten, die keine Sprachtherapie erhalten konnten, gezeigt haben, findet in den ersten sechs Monaten nach dem Insult eine spontane Rückbildung der aphasischen Symptome statt. Die größte spontane Besserung konnten die meisten Autoren in den ersten zwei bis drei Monaten nachweisen. Eine Abflachung der spontanen Bes-

3 Formen und Behandlungsmöglichkeiten der Aphasien

serungskurve bei vaskulär bedingten Aphasien konnten Willmes u. Poeck (1984) nach 4 Monaten beobachten; nur noch geringfügige Verbesserungen zeigten sich nach sieben Monaten. Bei traumatisch bedingten Aphasien erstreckt sich die spontane Besserung über einen längeren Zeitraum. Dieser spontane Rückbildungsprozeß kann durch logopädische Therapie beschleunigt werden.

Für die Prognose einer Aphasie sind Art, Ausmaß und Ort der Hirnschädigung, der Schweregrad der Aphasie sowie der gesundheitliche Allgemeinzustand und die Begleitsymptomatik ausschlaggebend. Das Lebensalter hat nur insofern einen Einfluß auf den Verlauf, als sich der Gesundheitszustand mit zunehmendem Alter verschlechtert. Soziale Schichtzugehörigkeit und Bildungsniveau haben keinen entscheidenden Einfluß. Dagegen sind beeinflußbare Faktoren wie psychische Verfassung und Motivationslage des Patienten sowie Beginn und Häufigkeit der Sprachtherapie für den Therapieerfolg bedeutsam.

3.4 Wirksamkeit der Aphasietherapie

Daß mit einer Aphasietherapie, die richtig indiziert ist, rechtzeitig begonnen wird und ausreichend intensiv und lange erfolgt, Verbesserungen zu erzielen sind, die über den Spontanheilungseffekten liegen, ist von den meisten Autoren anerkannt. Dabei kann in vielen Fällen eine Besserung, jedoch nur selten eine vollständige Wiederherstellung aller laut- u. schriftsprachlichen Fähigkeiten erreicht werden. Eine berufliche Rehabilitation scheint jedoch nur bei etwa 20 % der logopädisch behandelten Patienten möglich zu sein.

Wichtig für den Therapieerfolg ist, daß so früh wie möglich mit einer sprachlichen Aktivierung begonnen wird. Mit einer deutlichen Besserung ist nur zu rechnen, wenn die Behandlung mindestens dreimal wöchentlich über wenigstens sechs Monate erfolgt.

Nicht nur die Behandlungsfrequenz, sondern auch die Inhalte und Methoden der Aphasietherapie haben einen Einfluß auf den Erfolg. So konnte in verschiedenen Einzelfalluntersuchungen nachgewiesen werden, daß mit Behandlungsformen, die auf die Art der Sprachstörungen ausgerichtet sind, größere Effekte erzielt werden können als mit unspezifischer Stimulierung. Diese unterscheidet sich kaum von der allgemeinen Aktivierung durch Familienangehörige oder Laienhelfer.

3.5 Therapieziel, Behandlungsplanung und Verlaufskontrolle

Ziel der Aphasietherapie ist die Reaktivierung der sprachlichen Kommunikationsfähigkeit. Dabei geht es nicht darum, daß der Patient fehlerfreie sprachliche und schriftsprachliche Leistungen bringt; vielmehr soll er sich in Gesprächssituationen mit den wiedererlangten und zum Teil reduziert bleibenden Ausdrucksmöglichkeiten wieder verständigen können.

Die Planung der Therapie erfordert eine Formulierung des anzustrebenden Therapiezieles und der vorläufigen Inhalte und Methoden. Grundlage dafür ist die Erfassung folgender Informationen:

1) Welche Informationen liegen über den allgemeinen Gesundheitszustand, die neurologischen Störungen und zusätzlichen Beeinträchtigungen (z. B. intellektuelle, psychomotorische und emotionale Störungen, Beeinträchtigungen des Gedächtnisses oder Hörvermögens) vor?
2) Wie lange besteht die Aphasie bzw. in welchem Stadium der Rückbildung befindet sich der Patient?
3) Welche Behandlungen sind bisher mit welchem Effekt erfolgt?
4) Welche aphasischen Störungen sind in den verschiedenen laut- und schriftsprachlichen Bereichen (Spontansprache, Beschreiben, Benennen, Nachsprechen, Sprachverständnis, Lesen und Schreiben etc.) zu beobachten?
5) Wie ist der Schweregrad der Störung einzustufen und wie wird er vom Patienten und seinen Angehörigen eingeschätzt?
6) Welche verbliebenen sprachlichen und nichtsprachlichen Ausdrucksmittel setzen Aphasiker in den verschiedenen Kommunikationssituationen ein? Welche Kommunikationsstrategien stehen bei Verständigungsschwierigkeiten zur Verfügung und wie werden sie von ihren Angehörigen dabei unterstützt?
7) Welche Alltagssituationen haben Aphasiker zu bewältigen und welche Kommunikationsbedürfnisse haben sie und ihre Angehörigen?

Diese Informationen werden vor und während der Therapie aus Gesprächen mit den Angehörigen und Beobachtungen des Kommunikationsverhaltens und der Lösungsstrategien des Patienten in verschiedenen Situationen gewonnen. Hinzu kommen gezielte Überprüfungen sprachlicher Leistungen in Aufgabensammlungen oder Tests. Ein standardisierter und hinsichtlich seiner Gütekriterien überprüfter Aphasietest für den deutschsprachigen Raum ist der Aachener Aphasietest. Dieser Test ist zur Auslese und Differenzierung der aphasischen Störungen geeignet und liefert wichtige Hinweise für die Therapie, weil auch Aussagen über Art der Störungen und den Schweregrad anhand eines Leistungsprofils gemacht werden. Außerdem ist er zur Dokumentation des Therapieverlaufs für bestimmte sprachliche Leistungen geeignet. Um Aussagen über die Wirksamkeit von Aphasietherapie machen zu können, müssen jedoch Analysen und Einschätzungen der sprachlichen und nichtsprachlichen Kommunikation in Alltagssituationen miteinbezogen werden.

3.6 Aufbau der Aphasietherapie

Es werden drei Behandlungsphasen unterschieden, die dem Verlauf der Rehabilitation angepaßt sind: Aktivierung, störungsspezifische Übungsphase, Konsolidierung (Abb. 3).

Unmittelbar nach der Erkrankung steht die allgemeine Aktivierung des Patienten im Vordergrund. In diesem Anfangsstadium fluktuieren Sprachverständnis und expressive Ausdrucksmöglichkeiten erheblich. Es werden vor allem stimulierende und deblockierende Therapiemethoden verwendet, bei denen relativ intakte Fähigkeiten zur Reaktivierung von gestörten Sprachleistungen herangezogen werden. Sobald sich der allgemeine Krankheitszustand des Patienten stabilisiert hat und das aphasische Syndrom klassifizierbar ist (etwa nach 4–6 Wochen), werden störungsspezifische Therapieformen eingesetzt. Dabei werden Art und Schweregrad der Störungen in verschiedenen laut- und schriftsprachlichen Modalitäten (Spontansprache, Benennen, Nachsprechen, lautes Lesen, Spontan- und Diktatschreiben, Sprach- und Lesesinnverständnis

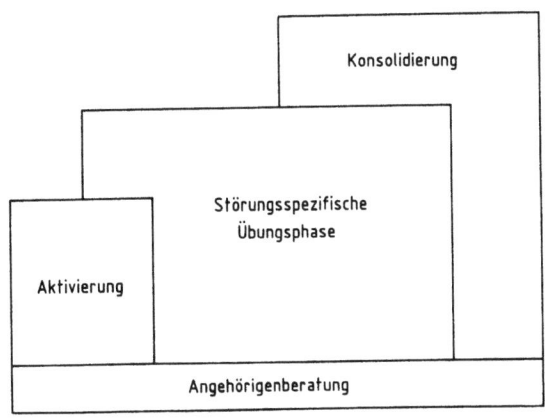

Abb. 3. Phasen in der Aphasietherapie

etc.), sprachfreie Ausdrucksmittel und Problemlöseverhalten in Gesprächssituationen berücksichtigt.

Während in der Aktivierungsphase vorwiegend ganzheitlich gearbeitet wird, stehen in der störungsspezifischen Übungsphase analytische Vorgehensweisen im Vordergrund. Nach einer störungsspezifischen Therapie, die mindestens sechs Monate bis ca. ein Jahr 2–3mal wöchentlich durchgeführt worden ist, können meist nur noch geringfügige weitere Verbesserungen erzielt werden. Bei Patienten mit traumatischer Aphasie dauert dieses dynamische Stadium, in dem Sprachleistungen reorganisiert werden können, meist mehrere Jahre.

Die Entscheidung über eine weitere sprachspezifische Therapie bei Patienten mit stabiler Aphasie sollte deshalb in jedem Einzelfall von Behandlungsverlaufsbeobachtungen und Sprachtests abhängig gemacht werden.

Nachdem das individuell mögliche Rehabilitationsziel erarbeitet ist, geht es in der Konsolidierungsphase um den Erhalt des erreichten Sprachniveaus und um die weitere soziale Integration des Patienten. Soziale Faktoren wie die Integration innerhalb der Familie oder im Altersheim haben einen entscheidenden Einfluß auf die Verbesserung der Handlungs- und Kommunikationsmöglichkeiten des Patienten. Deshalb ist die Arbeit mit den Angehörigen bzw. Pflegekräften in allen Behandlungsphasen ein wichtiger Bestandteil der Therapie.

3.7 Formen der Aphasietherapie

Die in der Literatur berichteten Behandlungsformen lassen sich nach drei unterschiedlichen Therapieansätzen unterscheiden: stimulierende und deblockierende Methoden, sprachorientierte Methoden und kompensatorische, nichtsprachliche Methoden.

3.7.1 Stimulierende und deblockierende Methoden

Bei den stimulierenden Methoden wird versucht, über auditive und visuelle Modalitäten (Vorsprechen, Bild- und Wortmaterial) sprachliche Äußerungen zu aktivieren. Die „auditive Stimulierung" nach Schuell stellt die sprachliche Stimulierung in den Vordergrund. Einer adäquaten „Sprachreizatmosphäre" wird dabei besondere Bedeutung beigemessen. Die „melodische Intonationstherapie" nach Sparks et al versucht die Sprachproduktion über rhythmisch-melodische Muster, die Äußerungen zugrunde liegen, anzubahnen.

3 Formen und Behandlungsmöglichkeiten der Aphasien

Bei der „Deblockierungsmethode" nach Weigl werden gestörte Sprachfunktionen über leichter zugängliche oder intakte Leistungen deblockiert. So gelingt es, manchen Patienten mit Wernicke-Aphasie Gegenstände verständlich zu benennen, nachdem sie die entsprechenden Wörter unmittelbar vorher laut gelesen haben. Durch das intakte laute Lesen soll das Sprachsystem vorerregt werden und die gestörte Benennleistung deblockieren.

3.7.2 Sprachorientierte Methoden

Bei diesen Methoden wird direkt an den sprachlichen Schwierigkeiten und möglichen Kompensationsstrategien gearbeitet. Verschiedene theoretische Konzepte und Forschungsergebnisse aus der Psycho- und vor allem der Neurolinguistik fließen in die linguistisch orientierten Behandlungsverfahren ein. So gibt es eher pragmatisch orientierte Ansätze, bei denen über Sprach- bzw. Rollenspiele eine möglichst natürliche Verbesserung der Kommunikationsfähigkeit angestrebt wird. Dazu gehören Therapieformen, bei denen immer im situativen Kontext gearbeitet wird.

Therapieformen, die sich an der linguistischen Struktur der Störung orientieren, liegen neurolinguistische Konzepte zugrunde, die Aphasie als supramodale Störung des Sprachsystems definieren, bei dem die verschiedenen Komponenten des Sprachsystems spezifisch gestört sind. In der sprachorientierten Therapie wird Übungsmaterial benutzt, welches sich an der sprachlichen Struktur der Störung orientiert. Dabei werden im wesentlichen folgende sprachliche Ebenen berücksichtigt. Wort-, Satz- Textbedeutung, Wortfindung, Grammatik (Satzstrukturen und Flexionsformen), Differenzierung und Bildung von Einzellauten und Lautverbindungen.

Eine ausführliche Beschreibung solcher Übungsformen liefern Springer u. Weniger (1980), Engl et al (1982) und Shewan et al (1986).

3.7.3 Kompensatorische, nichtsprachliche Methoden

Hier sollen die nicht wieder erlernbaren sprachlichen Fähigkeiten durch andere kommunikative Ausdrucksmöglichkeiten ersetzt werden. Dies ist vor allem bei Patienten mit schwerer chronischer Aphasie erforderlich, bei denen keine oder nur unverständliche Sprachproduktion erzielt werden konnte. Es werden visuelle und gestische „Ersatz- und Hilfssprachen" (z. B. Gebärdensprache, Kommunikations- bzw. Bildertafeln, visuelle Symbole) gemeinsam mit den Angehörigen erarbeitet.

Bei den verschiedenen Formen der Aphasietherapie können auch *Einzel- u. Gruppenbehandlungen* unterschieden werden. Im Anfangsstadium sind die meisten Patienten durch eine Gruppentherapie noch überfordert. Im Verlauf der Sprachtherapie gewinnt die Gruppenbehandlung jedoch zunehmend an Bedeutung.

Für eine sprachorientierte Behandlung in Gruppen bieten sich dialogische Übungen und sprachliche Rollenspiele an. Formen der Gruppentherapie, die sich nicht mehr vorrangig auf sprachliche, sondern auf die psychosoziale Rehabilitation beziehen, sind Alltagstraining, Gesprächskreise und Selbsthilfegruppen.

Diese Gruppenarbeit kann gemeinsam mit und teilweise auch von anderen Berufsgruppen (Pflegekräften, Beschäftigungstherapeuten, Psychologen, Sozialarbeitern etc.) und Laienhelfern durchgeführt werden.

Literatur

Bundesarbeitsgemeinschaft „Hilfe für Behinderte" e.V. (Hrsg) (1984) (Kirchfeldstr. 149, 4000 Düsseldorf) Kommunikation zwischen Partnern - Aphasie 240
Engl EM, Kotten A, Ohlendorf I, Poser E (1982) Sprachübungen zur Aphasiebehandlung. Marhold, Berlin
Huber W, Poeck K, Weniger D, Willmes K (1982) Der Aachener Aphasietest. Hogrefe, Göttingen
Krayenbühl H, Yasargil MG (1972) Das normale Hirngefäßsystem im angiographischen Bild. In: Gänshirt H (Hrsg) Der Hirnkreislauf. Thieme, Stuttgart
Poeck K (Hrsg) (1982) Klinische Neuropsychologie. Thieme, Stuttgart
Schuell H (1979) Aphasia theory and therapy. University Park, Baltimore
Shewan CM, Bandur DL (1986) Treatment of aphasia. Taylor & Francis, London
Sparks R, Helm N, Albert M (1971) Aphasia rehabilitation resulting from Melodic Intonation Therapy. Cortex 10:303–316
Springer L, Weniger D (1980) Aphasietherapie aus logopädisch-linguistischer Sicht. In: Böhme G (Hrsg) Therapie der Sprach-, Sprech- und Stimmstörungen. Fischer, Stuttgart, S 190–207
Weigl I (1979) Neuropsychologische und psycholinguistische Grundlagen eines Programms zur Rehabilitierung aphasischer Störungen. In: Peuser G (Hrsg) Studien zur Sprachtherapie. Fink, München, S 491–514
Willmes K, Poeck K (1984) Ergebnisse einer multizentrischen Untersuchung über die Spontanprognose von Aphasien vaskulärer Ätiologie. Nervenarzt 55:62–71

II. Stimme

4 Die Stimme und ihre Störungen

J. SOPKO

4.1 Stimmklang und Kehlkopfbild

Zwar können sich Menschen auch flüsternd miteinander verständigen, aber erst die Stimme erfüllt die Sprache mit Leben. In der Härte oder Weichheit des Stimmeinsatzes, im Auf und Ab der Sprachmelodie, im Sprechtempo, im An- und Abschwellen der Lautstärke – in all dem offenbart das Gesprochene das Fühlen und Wollen des Sprechenden. Eine gesunde Stimme klingt „klar". Das auffälligste Zeichen einer kranken Stimme ist Heiserkeit. Sie ist die Folge von Veränderungen der Form und/oder der Beweglichkeit der Stimmlippen, die ja den wichtigsten Teil des „Tongenerators" Kehlkopf bilden. Grobe organische Veränderungen sind mit Hilfe des Kehlkopfspiegels im allgemeinen leicht zu erkennen. Hier liefert also das Auge die Erklärung für das, was das Ohr wahrnimmt.

Nicht immer gelingt das so einfach. Manche organischen oder funktionellen Veränderungen am Stimmapparat sind durch das unbewehrte Auge nicht erkennbar. Dann bedarf es der apparativen Unterstützung.

Und noch etwas: Wenn ein Schrecken dem Menschen „die Stimme verschlägt", läßt das mit dem Kehlkopfspiegel gewonnene Bild überhaupt nichts Besonderes erkennen. Ferner: Jeder gute Arzt weiß: Auch wenn im Menschen scheinbar nur ein einzelnes Organ erkrankt, wird doch fast immer der ganze Mensch vom Kranksein miterfaßt, er wird körperlich und seelisch im Ganzen „verstimmt" wie ein Musikinstrument. Dies findet seinen Ausdruck auch in Abweichungen vom sonst gewohnten „gesunden" Stimmklang. Das wird manchmal am ehesten dem Kranken selbst bewußt, ist aber in der Regel wenig auffällig. Nur derjenige Untersucher nimmt es wahr und deutet es richtig, der ein feines und dafür geschultes Ohr besitzt und den Sprechenden nicht nur geduldig anhört, sondern der – wie man so sagt – „aktiv" zu lauschen versteht, indem er seine besondere Aufmerksamkeit auf jene feinen Abweichungen von der „Norm" richtet, die ihn zu weiterem Fragen und Forschen anregen.

4 Die Stimme und ihre Störungen

Etwas Besonderes kommt noch hinzu und ist hilfreich: Das „funktionelle Hören". Damit bezeichnet man in der Fachsprache die Fähigkeit des Stimmarztes, beim Hören einer Stimme in sich selbst die Einstellung aller an der Stimmproduktion beteiligten Organe mitzuempfinden oder gar mitzuvollziehen, die den Stimmklang eines Rat Suchenden bewirken. An einem Beispiel aus dem Bereich des Kunstgesanges läßt sich das erklären: Wenn ein musikalischer Opernbesucher einem mittelmäßigen Sänger zuhört, verursacht dessen gepreßte Stimme manchmal suggestiv auch im Hals des Zuhörers die Empfindung von Beklemmung, ja des Zugeschnürtseins. Eine schöne Stimme hingegen beglückt ihn durch das Gefühl von Leichtigkeit.

So ist also das geschulte Ohr das feinste Instrument für die Untersuchung der Stimme. Dementsprechend steht auch *das Hörbare* an der ersten Stelle der folgenden Ausführungen über die Entwicklung der Stimme und ihrer Krankheiten.

4.2 Die Entwicklung der Stimme

4.2.1 Der erste Schrei und die Säuglingsstimme

Der erste, die Mutter so beglückende Schrei des Säuglings ist seine erste hörbare Lebensäußerung. Die *Stimmlage* des ersten Schreies bewegt sich bei beiden Geschlechtern am häufigsten um 440 Hz, um die Frequenz also, welche Musiker als den Kammerton a_1 bezeichnen. Anfänglich ist die Stimme des Neugeborenen auf etwa einen Ganztonschritt beschränkt.

In engster Verbindung mit der allgemeinen Entwicklung gewinnt die Säuglingsstimme ab dem dritten Lebensmonat an Charakteristik. Die *Lustschreie* bei Freude und Zufriedenheit erfolgen mit weichen Stimmeinsätzen. Die *Unlustschreie* bei Hunger und körperlichem Unbehagen beginnen mit hartem Stimmeinsatz und sind ein Alarmzeichen für die Mütter.

4.2.2 Die Stimme im Vorschul- und Schulalter

Infolge Überanstrengung (Fachausdruck: hyperfunktionelle Dysphonie) entstehen gelegentlich am Innenrand der Stimmlippen sog. „Schreiknötchen". Sie verschwinden wieder von selbst, wenn der Mißbrauch der Stimme aufhört. Sie bedürfen keinerlei örtlicher Behandlung. Immerhin sollten Kindergarten und Schule bestrebt sein, stimmlichen

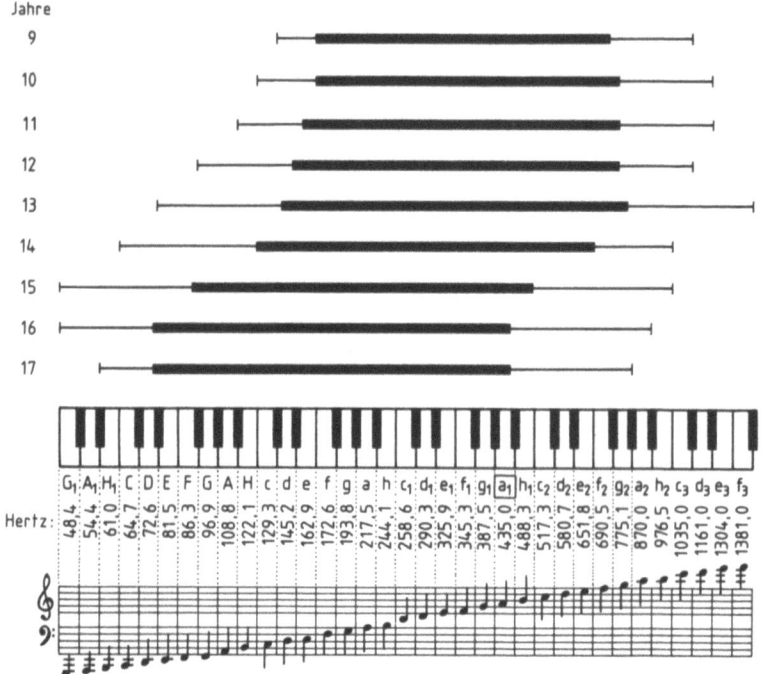

Abb. 1. Knabenstimmumfänge (*breite Bänder:* durchschnittlicher Stimmumfang, *dünne Linien:* Grenzwerte der Stimmumfänge)

Exzessen entgegenzuwirken. Darüber hinaus ist es besonders wichtig, dem Stimmumfang der Kinder beim Singen Rechnung zu tragen. Im Kindergarten- und Grundschulalter erweitert sich der Stimmumfang allmählich bis ein wenig über die Duodezime hinaus (Abb. 1).

Freilich gibt es auch sog. „Brummer", die überhaupt nicht singen können. Meistens sind sie unmusikalisch. Man sollte ihnen und ihren Kameraden die Mitwirkung beim Gemeinschaftsgesang ersparen.

4.2.3 Der Stimmwechsel

Der Stimmwechsel in der Pubertät vollzieht sich in den westeuropäischen Ländern um das 13. Lebensjahr bei Mädchen und um das 14. Lebensjahr bei Knaben. Die Sprechstimme sinkt bei den Jungen um etwa eine Oktave, bei den Mädchen um etwa eine Terz. So wird sie zu einem der wichtigsten sekundären Geschlechtsmerkmale. Die Ursache

4 Die Stimme und ihre Störungen

für den Stimmwechsel ist das Wachstum des Kehlkopfes unter dem Einfluß der Keimdrüsenhormone.

In der Regel erfolgt der Stimmwechsel allmählich. In anderen Fällen tritt scheinbar plötzlich an die Stelle der Kinderstimme eine Männer-, bzw. Frauenstimme. In etwa 20% kommt es bei den Jünglingen zu einer sog. *Stimmkrise*. Beim Sprechen wechseln dann in rascher Folge die hohe kindliche mit einer tiefen männlichen Stimme ab. Die Stimme „kickst". Man nennt dies auch *Oktav- oder Registersprünge*.

Die physiologische Umstellung der Stimme beim Stimmwechsel bedarf einer neuen Einstellung der Stimmgebung auf die *veränderte Größe des Kehlkopfes,* wie auch einer *Umgewöhnung des Gehörs* auf die tiefere eigene Stimme. Die Zeitspanne, in welcher sich die Stimme von ungenauen Intonationsversuchen allmählich in eine tiefere Lage einpendelt, umfaßt normalerweise drei bis sechs Monate.

Gelegentlich wird die Frage gestellt, ob während des Stimmwechsels das Singen für die Stimme schädlich sei. Diese Frage läßt sich nur individuell beantworten. Prinzipiell darf während des Stimmwechsels gesungen werden. Wichtig ist vor allem, daß weder der Stimmumfang nach oben überschritten (s. Abb. 1) noch die Stimmintensität strapaziert wird. Beides würde zu krankhaften Verspannungen im sich entwickelnden Kehlkopf führen.

4.2.4 Die Stimme des Erwachsenen

Der Abschluß des Stimmwechsels bedeutet noch nicht auch den Abschluß der Stimmentwicklung. Anfänglich sinkt noch die Stimmlage, bis sie sich im Verlauf von einigen Jahren stabilisiert. Eine Gesangsausbildung kann jedoch mit Vorsicht schon kurz nach dem Stimmwechsel aufgenommen werden. Oft entwickelt sich aus einer hohen Kinderstimme eine tiefe Erwachsenenstimme und aus einer tiefen Kinderstimme eine hohe Erwachsenenstimme. Beruflich und gesellschaftlich werden die größten stimmlichen Anforderungen zwischen dem 30. und 65. Lebensjahr abverlangt. In künstlerischer Hinsicht erreicht die Stimme ihre schönste Blüte zwischen dem 30. und 40. Lebensjahr.

Die Benutzung der „richtigen" *mittleren Sprechstimmlage (Indifferenzlage)* ist entscheidend für das Durchhaltevermögen der Stimme bei längerem Sprechen. Bei einer richtigen Sprechstimmlage wird die geringste Energie benötigt. Ist hingegen die Sprechstimmlage nur um einige wenige Töne verschoben, dann verursacht dies bereits nach kurzer Zeit Ermüdung, auf die Dauer sogar eine Störung, die nur mit stimmärztlicher Hilfe zu beheben ist. Die physiologische und ökonomisch beste mittlere Sprechstimmlage bewegt sich im unteren Bereich des Stimmumfanges. *Eine Quarte oberhalb des noch am tiefsten singbaren Tones* darf als die günstigste Lage angenommen werden. Je nach emotioneller Beanspruchung und Temperament schwankt die Sprechstimlage im Umfang zwischen einer Quarte und einer Oktave. Bei emotionsfreiem Sprechen wie beispielsweise Reihenzählen, Nennen von Wochentagen, Monaten usw. sind die Schwankungen mimimal.

Der *Stimmumfang* ist ein Maß der Leistungsfähigkeit der Stimme. Der sog. *physiologische oder absolute Stimmumfang* umfaßt alle Töne, welche der Kehlkopf überhaupt nur bilden kann. Er beträgt bis zu drei Oktaven. Für die Praxis ist er nicht entscheidend. *Der musikalische Stimmumfang* hingegen enthält nur diejenigen Töne, welche noch ästhetisch befriedigen. Er beträgt normalerweise zwei bis zweieinhalb Oktaven. Eine Stimme von weniger als zwei Oktaven Umfang ist keine gute Stimme.

4.2.5 Der Stimmwandel im Alter

Wie alle menschlichen Funktionen verändert sich im Alter auch die Stimme. Aber das ist individuell sehr verschieden und hängt nicht nur vom kalendarischen Alter ab. Am auffallendsten geschieht das *bei der Frau* im Zusammenhang mit der hormonellen Umstellung in der Menopause: Die mittlere Sprechstimmlage sinkt ab und wird unsicher.

Beim Mann tritt der altersbedingte Stimmwandel oft erst im Greisenalter ein. Im Gegensatz zur Frau erhöht sich meist die mittlere Sprechstimmlage. Der Stimmumfang nimmt ab, die Stimmkraft läßt nach. Mit einem gezielten Stimmtraining von früh an kann zwar eine kommunikationsfähige, schöne Stimme bis ins hohe Alter erhalten bleiben. Sind aber erst einmal altersbedingte Stimmveränderungen eingetreten, so würde eine Stimmschulung nur wenig bewirken, selbst wenn der alte Mensch, was selten geschehen dürfte, darum bitten sollte.

4.3 Die Untersuchung der Stimme

Der Stimmumfang wird mit Hilfe eines Musikinstrumentes geprüft. Ausgehend von der mittleren Sprechstimmlage läßt man die Tonleiter zuerst nach unten, dann nach oben singen, etwa auf „la-la-la".

Die *mittlere Sprechstimmlage* und der *Stimmumfang* sind auch die wichtigsten Kriterien zur Bestimmung einer *Stimmgattung*. Diese ist für den Gesang von besonderer Bedeutung. Bei der Frau werden Sopran,

4 Die Stimme und ihre Störungen

Tabelle 1. Übersicht über die Stimmlagen beim Menschen. (Die Zahlen neben den Grenzlinien geben die Schwingungszahl in Hz an)

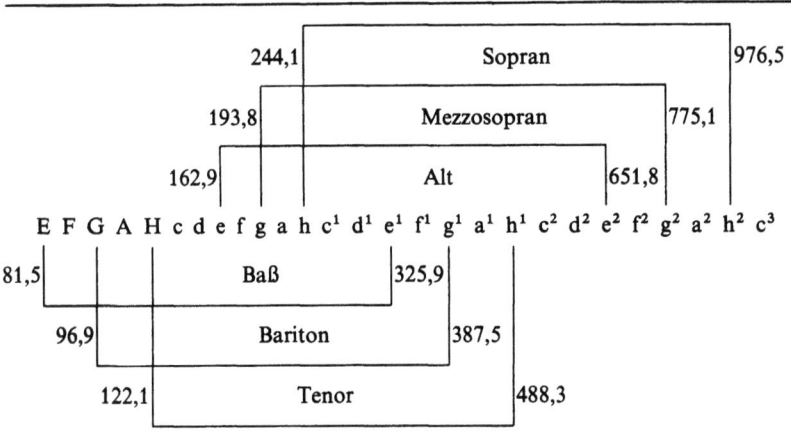

Mezzosopran und Alt, beim Mann Tenor, Bariton und Bass unterschieden. Die Werte sind in Tabelle 1 dargestellt. Die richtige Einschätzung der Stimmgattung entscheidet über die Aufgabenstellung im Chor und erst recht im Kunstgesang. Eine falsche Einschätzung führt zwangsläufig zu Stimmstörungen.

Die Prüfung der Stimme nach ihren einzelnen Leistungen ist relativ einfach. Sie dient nicht nur zur Einordnung der Stimme in eine bestimmte Stimmgattung, sondern vor allem auch zur Diagnostik einer Stimmerkrankung und zum Vergleich vor und nach der Behandlung. In der gesprochenen Sprache bilden Melodie, Lautstärke und Tempo eine einzige Einheit, die sogenannten *prosodischen Elemente* (Prosodía bedeutet Hinzusingen). Das Gehör und der Muskeltastsinn vermitteln dabei eine ständige Kontrolle nach Art des sog. „feed back". Das Ergebnis der Stimmprüfung hängt weitgehend davon ab, ob der Untersuchte musikalisch ist.

Mit *Musikalität* bezeichnet man in der Stimmheilkunde die Fähigkeit, zumindest den vorgegebenen Ton oder eine Melodie zu erkennen und sie mit der eigenen Stimme wiederzugeben. Leider findet man oft, daß Patienten mit Stimmstörungen unmusikalisch sind. Die Stimmbehandlung solcher Patienten ist natürlich besonders schwierig.

Das Tonschwellvermögen ist ein relatives Maß der Stimmstärke, das vom erfahrenen Untersucher geschätzt wird. In physiologischer Hinsicht orientiert es vor allem über die Elastizität der Stimmlippen und indirekt auch über die Stimmatmung. Bei der praktischen Ausführung wird der Proband aufgefordert, mit dem gleichen Atemzug und auf der gleichen Tonhöhe einen Vokal, z. B. „o" von Piano ins Forte zu verstärken und wiederum abzuschwächen. Normalerweise kann eine deutliche Verstärkung und Abschwächung der Stimmstärke erreicht werden. Fehlendes Tonschwellvermögen deutet auf eine Erkrankung hin, deren Art genauerer Prüfung bedarf.

Als *Tonhaltedauer* (Phonationsdauer) wird die Zeit bezeichnet, in welcher ein Vokal (z. B. „o") mit einer Ausatmung auf gleicher Tonhöhe piano gesungen werden kann. Normalerweise beträgt die Tonhaltedauer 20–30 Sekunden. Hier gibt es aber erhebliche individuelle Schwankungen. Ein Wert unter 10 Sekunden ist eindeutig krankhaft.

4.4 Die Physiologie der Stimme

Die Stimmbildung ergibt sich aus der Zusammenarbeit einer Organgemeinschaft. Die Energiequelle ist die Atmung. Die Ausatmung erzeugt mit den Stimmlippen den Klang im Kehlkopf. Dieser Klang wird in der Rachen-, Mund- und Nasenhöhle moduliert. All das wird vom Gehirn zu einer funktionellen Einheit zusammengefaßt und gesteuert.

Die *Atmung* ist für die Stimmgebung wesentlich. Es gibt keine Stimme ohne Luftstrom. Die *Stimmatmung* unterscheidet sich von der Ruheatmung sowohl in quantitativer als auch in qualitativer Hinsicht. Das Verhältnis zwischen der Ein- und Ausatmung beträgt in der Ruhe 1:1,5, beim Sprechen aber 1:7 und beim Singen sogar 1:10 und mehr. Das entscheidende für die Stimmgebung ist aber nicht einfach die Ein- und Ausatmung, sondern der Luftdruck, der im Kehlkopf die Stimmlippen fein dosiert in Schwingungen versetzt. Es geht also darum, wie die Atmungsenergie in die Stimmgebung umgesetzt wird. Ein richtig gemischtes Zusammenspiel zwischen Brust- und Bauchatmung ist dafür am besten geeignet. Bei ausschließlicher *Brustatmung* ist die Erweiterung des Brustraumes nach unten ungenützt; bei ausschließlicher *Bauchatmung* hingegen bleibt der Inhalt des Brustraumes für die Stimmgebung nutzlos. Ferner: Um den Luftdruck im Kehlkopf in eine minutiös abgestimmte Luftströmung bei der Stimmgebung umzuwandeln, sind Kräfte nötig, welche einem plötzlichen Zusammensinken des Brustkorbes in die Ausatmungslage entgegenwirken. Dieser Vorgang wird als *Atemstütze* („apoggio") bezeichnet. Jede Stimmtherapie muß also in diesem Sinne mit der Korrektur der Stimmatmung beginnen. Atmung und Stimmgebung beeinflussen sich gegenseitig als Spannung und Entspannung.

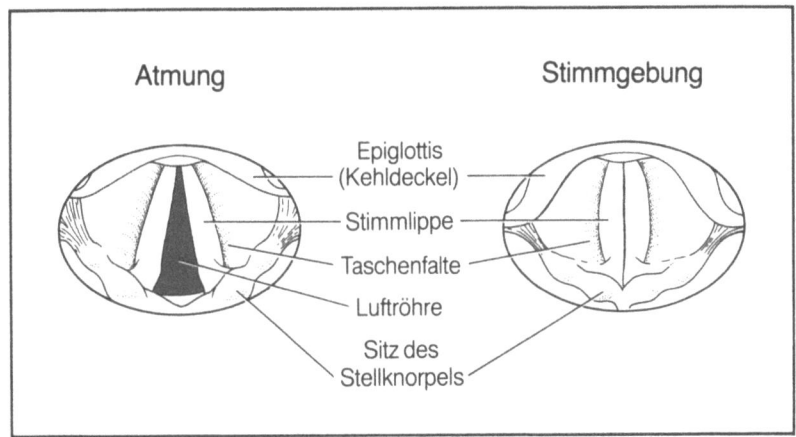

Abb. 2. Das Kehlkopfbild im Spiegel

4.4.1 Der Kehlkopf und seine Funktion

Das Öffnen des Kehlkopfes bei der Atmung und sein Verschluß bei der Stimmgebung stellt nur die „groben" Bewegungen der Stimmlippen dar. Im Gegensatz zu den „feinen", schnellen Stimmlippenschwingungen bei der Klangbildung sind sie mit Hilfe des Kehlkopfspiegels gut zu sehen. Diesen hat der Gesangspädagoge Manuel Garcia erdacht und schon 1854 mit Hilfe einer Lichtquelle zur Untersuchung seines eigenen Kehlkopfes angewendet. Diese sogenannte indirekte Kehlkopfspiegelung ist auch heute noch die vom Arzt zuerst anzuwendende Untersuchungsmethode des Kehlkopfes. Sie vermittelt die beste Übersicht über alle anatomischen Strukturen und ist nach wie vor die Grundlage für deren Beurteilung (Abb. 2).

4.4.2 Die „grobe" Beweglichkeit der Stimmlippen

Folgende fünf Stellungen der Stimmlippen können bei der Spiegeluntersuchung des Kehlkopfes unterschieden werden:

1) *Prälateralstellung:* Bei *ruhiger Atmung* hat die Stimmritze die Form eines Dreieckes.
2) *Lateralstellung:* Bei *tiefer Atmung* hat die Stimmritze die Form eines Fünfecks.
3) *Medianstellung:* Die Stimmlippen stehen in der Mittellinie. Dies ist ihre Stellung bei der *Stimmgebung*.

4) *Paramedianstellung:* Eine oder beide Stimmlippen stehen (bei *Lähmung* unbeweglich) dicht neben der Mittellinie.
5) *Intermediärstellung:* Eine, äußerst selten beide Stimmlippen stehen unbeweglich in der Mitte zwischen Median- und Prälateralstellung.

Prälateral-, Lateral- und Medianstellung sind physiologisch, Paramedian- und Intermediärstellungen sind krankhaft. Sie werden hauptsächlich durch Lähmungen und Tumoren verursacht. Eine genaue Beurteilung mit dem Kehlkopfspiegel umfaßt eine systematische Beschreibung von Oberfläche, Farbe, Symmetrie, Bewegung und Feuchtigkeit.

4.4.3 Die Stimmlippenschwingungen und die Laryngostroboskopie

Eine Beurteilung der „feinen" Funktion, also der *Stimmlippenschwingungen,* ist hingegen mit einer gewöhnlichen Lichtquelle nicht möglich. Unser Gesichtssinn kann höchstens fünf bis sechs Einzelbilder pro Sekunde voneinander trennen. Um die viel schnelleren Schwingungen der Stimmlippen erkennbar zu machen, bedient man sich in der Stimmheilkunde seit langem der *Laryngostroboskopie.* Der Unterschied gegenüber der klassischen Kehlkopfspiegelung besteht lediglich in einer anderen Belichtung. Statt des gleichmäßigen Lichtes werden kurze, blitzartige Lichtimpulse des Stroboskopes benützt. Ist die Frequenz der stroboskopischen Blitzimpulse die gleiche wie diejenige der Stimmlippenschwingungen, so erscheint dem Untersucher ein *stehendes Bild;* besteht hingegen eine Differenz zwischen den zwei Frequenzen, dann sieht man einen scheinbar verlangsamten Ablauf der Stimmlippenschwingungen, also ein *bewegtes Bild.* Auf dieser Untersuchungsmethode beruht im wesentlichen die Diagnostik der funktionellen Stimmstörungen – übrigens auch die Früherkennung des Kehlkopfkrebses.

Der *Schwingungsablauf* stellt sich unter stroboskopischer Beobachtung folgendermaßen dar: Die zu Beginn der Stimmgebung aneinandergelegten Stimmlippen werden von dem in der Luftröhre ansteigenden Druck der Luft zuerst nach oben verformt – das ist die *vertikale Komponente,* der senkrechte Teil der Schwingung. In der Folge werden die Stimmlippen seitlich auseinandergesprengt und geöffnet – das ist die *horizontale Komponente,* der waagrechte Teil der Schwingung. In der so geöffneten Spalte entsteht eine *Luftströmung,* welche nun die relativ lockere Schleimhaut mit sich reißt – das ist die *Randkantenverschiebung.* Es entweicht jeweils nur ein kleiner Teil der Luft, welche von der Schleimhaut sozusagen umklammert und nach oben befördert wird. Auf der *Oberfläche* der Stimmlippen entsteht ein Unterdruck gemäß dem Bernoullischen Gesetz über die Strömung der Gase in engen Röhren.

Der Unterdruck oberhalb der Stimmlippenebene (Glottis) und die Spannkraft der Stimmlippen führen die letzteren auch wieder zusammen. Andeutungsweise wurde das bereits im Eingangskapitel beschrieben.

Die Stimmlippenschwingungen entstehen also nicht durch eine Muskelarbeit, bei welcher für jede einzelne Schwingung auch eine Muskelbewegung notwendig ist. Nur die Einstellung erfolgt aktiv, die Schwingungen selbst werden passiv vom Luftstrom bewirkt. Der Stimmklang entsteht durch periodische Unterbrechung des Luftstromes durch Gegeneinanderschlagen der Stimmlippen.

Der Unterschied zwischen der groben Beweglichkeit und den nur stroboskopisch erkennbaren Schwingungen der Stimmlippen soll an zwei klinischen Beispielen erläutert werden: Bei einer einseitigen *Kehlkopflähmung* ist die grobe Beweglichkeit einer Stimmlippe aufgehoben, ihre Stellung ist sowohl bei der Atmung als auch bei der Stimmgebung gleich – paramedian oder intermediär. Nur die gesunde Stimmlippe bewegt sich regelrecht von der Lateral- bzw. Prälateral- in die Medianstellung und umgekehrt. Im stroboskopischen Lichte schwingt jedoch auch die gelähmte Stimmlippe bisweilen sogar mehr als die gesunde. Ihre Schwingungen sind jedoch nicht mehr in die drei Komponenten differenziert, sondern vorwiegend vertikal flatternd – wie Segel im Winde. Da die Nervenimpulse fehlen, kann auch die Stimmlippe nicht in Körper- und Deckschicht strukturiert werden, sondern flattert als *eine einzige schlaffe Masse*.

Auch bei einem an den Stimmlippen beginnenden *Kehlkopfkrebs* ist zwar die grobe Beweglichkeit der erkrankten Stimmlippe noch vollständig erhalten. Die nur stroboskopisch sichtbare Schwingungsfähigkeit ist hingegen völlig aufgehoben – es besteht ein *stroboskopischer Schwingungsstillstand*. Weil der in seiner Beschaffenheit derbe Tumor nicht nur die Schleimhaut, sondern auch das submuköse Gewebe befällt, wird die ganze Stimmlippe zu *einer einzigen derben Masse*. Im fortgeschrittenen Stadium der Erkrankung ist dann zusätzlich auch die grobe Beweglichkeit aufgehoben. Die Bezeichnung *absoluter Stillstand* bedeutet sowohl die fehlende grobe Beweglichkeit als auch den stroboskopischen Schwingungsstillstand.

4.5 Die Stimmkrankheiten und die Stimmstörungen

Als Ursachen der Stimmstörungen unterscheiden wir zwischen organischen Veränderungen der Gestalt und der Beweglichkeit der Stimmlippen einerseits und den sog. funktionellen Stimmstörungen andererseits.

Die Ursache der organisch bedingten Stimmstörungen wird auch bei der Untersuchung mit dem Kehlkopfspiegel ohne weiteres deutlich. Die Diagnose der funktionellen Stimmstörungen dagegen wird hauptsächlich mit dem Gehör gestellt. Während die auch sichtbaren organischen Veränderungen der Behandlung des HNO-Arztes bedürftig und zugänglich sind, brauchen die funktionellen Stimmstörungen die Hilfe des erfahrenen Stimmarztes. Von den letzteren soll hier vorwiegend die Rede sein.

Allerdings bedarf es auch nach chirurgischer Behandlung mancher organisch bedingten Stimmstörungen der Hilfe des Stimmarztes, um zu einer normalen Funktion der Stimme zurückzufinden.

Besprechen wir zunächst die funktionellen Stimmstörungen. Ihr eindruckvollstes Beispiel ist die sog. hyperfunktionelle Dysphonie.

4.5.1 Die hyperfunktionelle Stimmgebung und die hyperfunktionelle Dysphonie

Im Affekt, bei besonderer Betonung oder beim Kommandieren sind die stimmlichen Äußerungen anders als bei ungezwungener Unterhaltung. Schon die *Lautstärke* ist derart kräftig, daß ihre Steigerung oft nicht mehr möglich ist. Auch *die Tonhöhe* steigt von der bequemen mittleren Sprechstimmlage des Brustregisters in das angestrengt ermüdende Kopfregister. *Die Stimmeinsätze* sind ausgesprochen hart. All diese stimmlichen Qualitäten sind das nur hörbare Ergebnis eines allgemein überspannten körperlichen und seelischen Zustandes. Aber es gibt doch auch sichtbare Zeichen: Die rot angelaufene Gesichtsfarbe gehört ebenso dazu wie die seilförmig verspannten Halsmuskeln, die sichtbare Füllung der Halsvenen und eine schnelle Brusthochatmung. Die geschilderten Merkmale sind typisch für die *hyperfunktionelle Stimmgebung*. Diese ist bei nur gelegentlicher Anwendung noch nichts Krankhaftes und wird vom Kehlkopf mühelos bewältigt. Erst wenn die übermäßige Spannung über Monate und Jahre andauert, wird sie zu einer echten Störung, zur hyperfunktionellen Dysphonie.

Die *hyperfunktionelle Dysphonie* ist die häufigste und klinisch bedeutendste Stimmstörung. Mehrere *Ursachen* sind an ihrer Entstehung beteiligt. Eine der wichtigsten ist die *übermäßige Stimmbeanspruchung,* wie sie bei Sprechberufen regelmäßig vorkommt. Betrifft die Störung einen Lehrer(-in), so wird sie geradezu als *Lehrerkrankheit* bezeichnet. Entscheidend ist aber nicht nur, wie viele Stunden gesprochen wird, sondern vor allem wie und unter welchen Umständen. Der *erhöhte Lärmpegel* der Umgebung führt zu einer erhöhten Stimmbelastung nicht nur bei Lehrern, sondern auch bei Verkäuferinnen, Arbeitern im Lärm u. a. Auch

4 Die Stimme und ihre Störungen

Entzündungen der oberen Luftwege verursachen regelmäßig Heiserkeit, und zwar nicht nur, wenn der Kehlkopf mitbetroffen ist, sondern auch deshalb, weil das Sprechen dabei vielfach eine erhöhte Kraftanstrengung auslöst. Wiederholen sich solche Zustände öfters, so werden sie leicht zu der *Gewohnheit,* mit übermäßigem Kraftaufwand zu sprechen. Von dieser Gewohnheit bis zur hyperfunktionellen Stimm*störung* ist dann oft nur ein kleiner Schritt.

Die *übermäßige seelische Anspannung* (Streß) verursacht häufig auch eine allgemeine Muskelverspannung. In diesen Rahmen fügt sich die Verspannung der Halsmuskeln beim Sprechen ein. Dadurch werden Beschwerden ausgelöst, die als Fremdkörpergefühl oder gar als Schmerzen empfunden werden, welche bei empfindlichen Persönlichkeiten sogar Krebsangst (Karzinophobie) und damit wiederum noch mehr Spannung hervorrufen können. Auf diese Art entsteht ein Circulus vitiosus zwischen der seelischen und muskulären Spannung, die sich gegenseitig hochschaukeln. Das *Hauptsymptom* der hyperfunktionellen Dysphonie ist die *von der Sprechbelastung abhängige Heiserkeit.* Oft treten die Beschwerden und die Heiserkeit bereits nach 15–30 Minuten Redezeit auf, vor allem aber gegen Abend und gegen das Wochenende hin zunehmend. Bei voll ausgeprägtem Störungsbild sind alle genannten Zeichen der hyperfunktionellen Stimmgebung vorhanden. Charakteristisch ist aber, daß sie ausgesprochen *flüchtig* sind. Besserung kann bereits nach kurzer Stimmruhe über Nacht, über das Wochenende oder in den Ferien auftreten. Dies ist auch der Grund dafür, daß solche Patienten in der Morgensprechstunde ohne vorherige Sprechbelastung oft eine völlig klare Stimme haben.

Die Diagnose wird wie ein Mosaik zusammengestellt. Am Anfang muß man sich die Schilderung der subjektiven Beschwerden geduldig anhören. Schon hierbei werden oft die charakteristischen Merkmale hörbar, man sieht Zeichen der Verspannung und vervollständigt die Diagnose durch das Kehlkopfbild mit dem laryngostroboskopischen Befund. Allerdings ist die *Kehlkopfspiegelung* in der Regel erschwert durch einen *starken Rachenreflex,* in dem sich eben auch die erhöhte Spannung äußert. Während der Atmung sind die Stimmlippen völlig unauffällig; bei der Stimmgebung hingegen gewinnen sie durch übermäßige Verspannung *walzenförmige Konturen* (Abb. 3). Von der Oberfläche dieser walzenförmigen Rundung kann nur ein *schmaler Lichtreflex* wiederspiegelt werden. Ferner werden die Stimmlippen in den vorderen zwei Dritteln ihrer Länge derart stark aneinandergepreßt, daß im hinteren Drittel kein vollständiger Schluß mehr möglich ist, sondern eine *dreieckige Ritze* ausgespart bleibt. Die freien Ränder der Stimmlippen weisen bisweilen eine Rötung auf – die sog. *Laryngitis marginalis;* diese ist

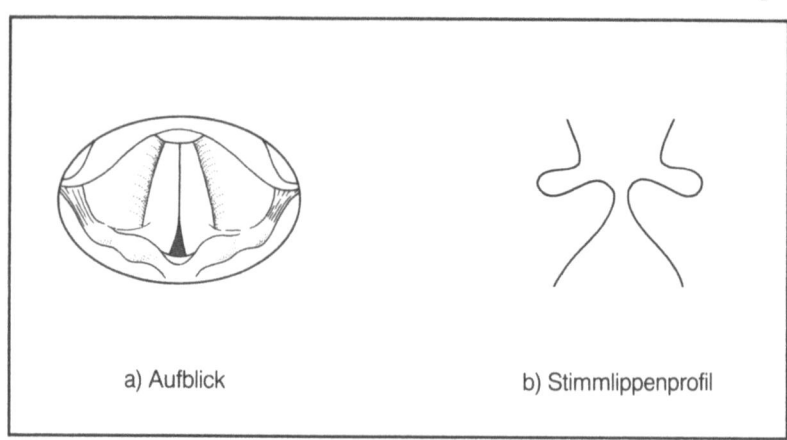

a) Aufblick   b) Stimmlippenprofil

Abb. 3. Stimmlippen bei hyperfunktioneller Dysphonie

jedoch nicht entzündlich bedingt, sondern die Folge des harten mechanischen Aneinanderschlagens der Stimmlippen. Auch die tröpfchenförmige *Verschleimung* ist nicht entzündlich, sondern mechanisch bedingt. Der „hyperfunktionelle Schleim" ist weiß, fadenziehend, streng begrenzt auf die Stelle der stärksten mechanischen Belastung, nämlich die Grenze zwischen dem vorderen und mittleren Drittel der Stimmlippen.

Im laryngostroboskopischen Verhalten schwingen die Stimmlippen ähnlich wie zwei straff gespannte Saiten. Die Amplituden sind verkleinert, die Länge des schwingenden Abschnittes ist verkürzt und die geschlossene Phase (Verhältnis zwischen der Öffnung und Schließung) ist verlängert.

Die Behandlung der hyperfunktionellen Dysphonie dauert mehrere Wochen. Sie beinhaltet Entspannungsübungen, Korrektur der Brusthochatmung, Einüben von weichen Stimmeinsätzen sowie „kleine Verhaltenspsychotherapie". Medikamentöse Behandlung ist in der Regel nicht notwendig; Myorelaxantia und Psychoregulantia können jedoch unterstützend wirken.

4.5.2 Die Taschenfaltenstimme

Die Taschenfaltenstimme ist Ausdruck stärkster muskulärer Hyperfunktion im Kehlkopf. Sie kommt nicht durch Überspannung der Stimmlippen wie bei der hyperfunktionellen Dysphonie zustande, sondern durch Zusammenpressen des ganzen Kehlkopfeinganges. Die Tätigkeit des Kehlkopfes bei der Stimmgebung fällt gewissermaßen um

4 Die Stimme und ihre Störungen

eine funktionelle Stufe zurück und kann als „Einbruch des primitiven Sphinktermechanismus in die Phonation" bezeichnet werden. Die Stimmgebung erfolgt auf der Ebene der Taschenfalten. Deshalb sind die Stimmlippen bei der Kehlkopfspiegelung nur bei der Atmung sichtbar; bei der Stimmgebung sind sie von den Taschenfalten verdeckt. Grundsätzlich werden eine erwünschte und eine unerwünschte Taschenfaltenstimme unterschieden. Die *erwünschte Taschenfaltenstimme* wird durch Stimmtherapie erzielt. Sie wird gelegentlich in solchen Fällen angestrebt, bei denen der Stimmlippenschluß aus einem grob organischen Grund nicht erreicht werden kann; z. B. nach einseitiger operativer Entfernung der Stimmlippe (Chordektomie) wegen eines bösartigen Tumors; ferner bei arthrotischer Versteifung des die grobe Stimmlippenbewegung ermöglichenden Gelenkes. Die *unerwünschte Taschenfaltenstimme* ist meistens Folge der *Gewohnheit*, gepreßt zu sprechen (z. B. bei Schwerarbeitern) oder sie ist *psychisch* bedingt. Die Behandlung ist langwierig und beinhaltet logopädische Stimmübungen. Eine chirurgische Durchtrennung von Muskeln wird heutzutage kaum mehr durchgeführt.

4.5.3 Die hypofunktionelle Dysphonie

Die hypofunktionelle Dysphonie ist eher eine *Stimmschwäche* als eine echte Heiserkeit. Sie ist gekennzeichnet durch eine ausgesprochen schwache Stimmintensität mit gehauchten Stimmeinsätzen und kurzer Tonhaltedauer. Ihre *Ursache* ist am häufigsten ein schlechter Allgemeinzustand bei Patienten mit massivem Verlust des Körpergewichtes. Seltener ist sie Folge einer angeborenen schwachen körperlichen und seeli-

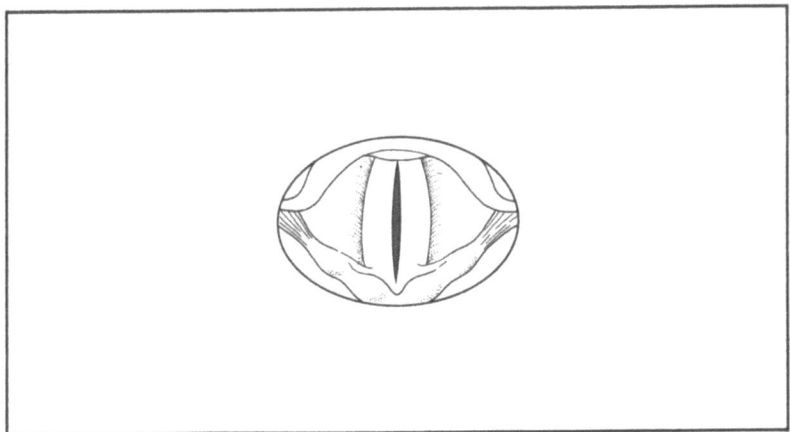

Abb. 4. Pathologische Glottisform bei hypofunktioneller Dysphonie

schen Verfassung. Beim *Kehlkopfbefund* ist am auffallendsten, daß der Schluß der Stimmlippen bei der Stimmgebung unvollständig bleibt. Infolge der Muskelschwäche bleibt in der Mitte eine gleichmäßige ovaläre Ritze bestehen (Abb. 4). Das laryngostroboskopische Merkmal ist eine deutlich ausgeprägte vertikale Schwingungskomponente; es ist eher ein Flattern als richtiges Schwingen. Die Amplituden sind im absoluten Maß verkürzt, infolge von Ausbuchtung der Stimmlippen scheinen sie aber vergrößert.
Die Behandlung richtet sich nach den auslösenden Ursachen. Erst nach der Besserung des Allgemeinzustandes ist auch eine Stimmtherapie aussichtsreich. Bei anlagebedingter Stimmschwäche ist die Besserungsmöglichkeit natürlich begrenzt. Darüber hinaus fehlt aber oft auch das Interesse der Patienten an der Änderung des Stimmklanges.

4.5.4 Die psychogene Aphonie und Dysphonie

Die Stimme und die Stimmung sind nicht nur nach der wörtlichen Herkunft zwei verwandte Begriffe. Daß es jemandem vor Angst (Stimmung) den Hals bis zur Stimm-Losigkeit zuschnüren kann, ist seit Menschengedenken bekannt. Auch der Begriff Ton wird vom lateinischen „tonus" (Spannung) abgeleitet. Die Stimme, die Stimmmung und der Ton gehören also schon sprachlich zusammen. Künstler wissen dies sehr wohl.

In der Medizin bezeichnet der Begriff *psychogene Aphonie* völlige Stimmlosigkeit infolge einer unerwarteten seelischen Erschütterung. Es sind vorwiegend empfindsame junge Frauen mit Liebeskummer, welche plötzlich ihre Stimme verlieren. Die Stimmlosigkeit ist aber nur auf das mitteilende Sprechen beschränkt; Husten, Lachen und das oft erlösende Weinen sind als reflektorische Stimmäußerungen laut und klar möglich. Hierbei treten die Stimmlippen auch ganz plötzlich völlig regelrecht zusammen, trennen sich aber sofort wieder zur Flüsterstellung. Bei der *Kehlkopfspiegelung* sieht man dann das sog. *Flüsterdreieck*. Die Stimmlippen klaffen weit auseinander; ihrer Länge nach sind sie gegen die Mittellinie konvex gekrümmt; die verbleibende Ritze ist kegelförmig, mit der Spitze vorne. Die Umwandlung der psychogenen Aphonie in eine klare Stimme ist nicht schwer; sie muß aber immer in der ersten Behandlungssitzung gelingen. Eine sorgfältige Untersuchung und Aufklärung, daß es sich um keine ernsthafte Erkrankung handelt, wirkt bereits entspannend. Die eigentliche Methode der Wahl ist aber eine *stimmliche Überrumpelung*. Sofort angeschlossene Summübungen, gefolgt von Vokal-, Wort- und Satzübungen festigen den Erfolg. Förderlich kann sein, mehrere Personen hinzuzuziehen, damit die klare Stimme vor Zeugen hervorgebracht wird. Zur Festigung des Erreichten sollten entsprechende Übungen unter Kontrolle in den nächsten Tagen erfolgen. Manchmal genügt schon die Kehlkopfspiegelung, um zunächst vorübergehend eine normale Stimme zu erzielen. Fast immer läßt sich die Stimme auch aus tönendem Husten entwickeln, vorausgesetzt, daß nicht vergebliche Versuche eines Unerfahrenen vorausgegangen sind. Die grausame Methode, durch Einführen eines Watteträgers oder der früher oft gebrauchten Muckschen Kugel in den nicht anästhesierten Kehlkopf einen Angstschrei hervorzurufen, sollte der Vergangenheit angehören.

Auch die *psychogene Dysphonie* wird vorwiegend bei Frauen angetroffen. Meistens liegt ursächlich eine längere Zeit dauernde seelische Belastung zugrunde. Die Heiserkeit äußert sich meistens als hyperfunktionelle, seltener als hypofunktionelle Stimmgebung. Charakteristisch aber ist, daß die Störung wechselnd und von der Stimmbelastung völlig unabhängig ist.

Die Behandlung besteht in logopädischen Stimmübungen mit besonderer Berücksichtigung von Entspannung. Sie wird durch autogenes Training besonders günstig unterstützt. Auch die kleine Verhaltenspsychotherapie gehört regelmäßig dazu. Hingegen wird eine alleinige Psychotherapie nur selten den erwünschten stimmlichen Erfolg bringen.

4.5.5 Die spastische Dysphonie

Die spastische Dysphonie ist eine der eindruckvollsten Stimmstörungen überhaupt. Einmal gehört, wird man sie nie wieder vergessen. Die Stimmgebung bereitet dem Patienten derart Mühe, daß sie nur unter äußerster Anspannung vom gesamten Stimmgebungs- und Atmungsapparat gelingt. Die Stimme ist „zerquetscht" und gepreßt. Die Selbstlaute werden dabei in zwei oder mehrere Tonstöße unterbrochen, welche aber durch ein gepreßtes Weitertönen verbunden sind, z. B. „I-ich ha-aisse-e...". Aufgrund der Ähnlichkeit mit Stottern wird die spastische Dysphonie gelegentlich auch als „Stimmstottern" bezeichnet. Im Vordergrund steht also die Hyperfunktion; nur äußerst selten ist die Stimme schwach und verhalten.

Bei der *Kehlkopfspiegelung* nähern sich die Stimmlippen stakkatoartig gegen die Mitte; nachdem sie sich kurz berührt haben, federn sie wieder zurück. Laryngostroboskopisch gibt es keinen speziellen Befund.

Die spastische Dysphonie ist selten und kommt bei beiden Geschlechtern ungefähr gleich häufig vor. Die „Ursache" liegt in jahre-, bis jahrzehntelangen schweren psychischen Belastungen (beruflicher Leistungsdruck, familiäre Umstände usw.), befallen sind also durchwegs

Menschen, bei denen der Lebenskampf oder besondere Ereignisse tiefe Spuren in der Persönlichkeit hinterlassen haben. Die spastische Dysphonie ist die spezielle Form einer Neurose und unterliegt all deren Gesetzmäßigkeiten. Deshalb bedarf der Stimmarzt zur Behandlung der spastischen Dysphonie auch der Hilfe des Psychiaters. Selten wird ein der spastischen Dysphonie ähnliches Bild auch bei neurologischen (extrapyramidalen) Erkrankungen beobachtet.

4.5.6 Die Stimmlippenknötchen

Die Stimmlippenknötchen zeigen geradezu beispielhaft die engen gegenseitigen Zusammenhänge zwischen funktionellen und organischen Stimmstörungen. Ursächlich ist immer ein Mißbrauch der Stimme von spezieller Art nachweisbar. Wahrscheinlich sind aber an der Entstehung zusätzlich noch entzündliche und hormonelle Einflüsse mitbeteiligt.

Die im Kindesalter vorkommenden Knötchen werden auch *Schreiknötchen* genannt. Schon die treffende Bezeichnung weist auf die hauptsächliche Ursache hin. Bei Knaben sind die Schreiknötchen viel häufiger als bei Mädchen. Die stimmlichen Exzesse entstehen in diesem Alter vor allem bei Sportkämpfen der Jungen, während Mädchen eher ein ruhigeres stimmliches Verhalten aufweisen. Nach der Pubertät werden die Jungen eher sprechscheu; bei jungen Frauen steigt hingegen überraschenderweise die Häufigkeit von Knötchen um ein vielfaches und erreicht ihr Maximum um das 30. Lebensjahr. Die Bezeichnung *Stimmlippenknötchen* ist hier distinguierter. Betrifft es eine Sängerin, so spricht man von *Sängerinnenknötchen*. Hörbar ist Heiserkeit, welche bei Kindern kurzfristig bis an ein gepreßtes Flüstern grenzt; bei Erwachsenen können manchmal nur einige Toninseln in den hohen Lagen Schwierigkeiten bereiten.

Bei der *Kehlkopfspiegelung* erweisen sich Stimmlippenknötchen immer als doppelseitig und symmetrisch. Ihre Form ist aber unterschiedlich. Bei Schreiknötchen sind es *spindelförmige Verdickungen* in den vorderen zwei Dritteln der Stimmlippen.

Bei Erwachsenen sind die Stimmlippenknötchen rundlich, nur stecknadelkopfgroß. Die Sängerinnenknötchen sind hingegen spitz. Die typische Stelle bei den Knötchen der Erwachsenen ist die Grenze zwischen dem vorderen und mittleren Drittel der Stimmlippen. Der Stimmlippenschluß ist bei allen drei genannten Formen unvollständig. Mit der gewöhnlichen Lichtquelle ist eine gegenseitige Berührung der Stimmlippen nur an den aus der Ebene vorspringenden Knötchen erkennbar. Vor und

4 Die Stimme und ihre Störungen

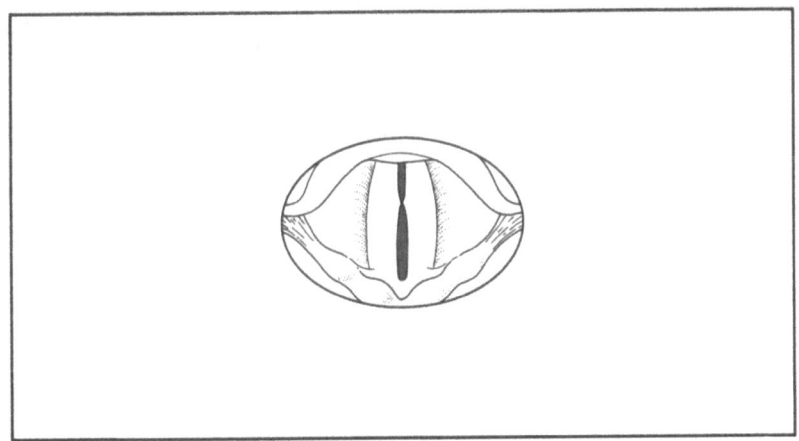

Abb. 5. Sog. Sanduhrglottis bei Stimmlippenknötchen

hinter ihnen bleibt eine Ritze offen. Das wird als die sog. *Sanduhrglottis* bezeichnet (Abb. 5).

Die Behandlung von Schreiknötchen ist ausschließlich konservativ. Die Erziehung zur gesunden Stimmhygiene ist von allergrößter Bedeutung. Die Stimmbehandlung, welche während mehrerer Wochen bis Monate durchgeführt werden muß, führt zur physiologischen Stimmbildung und zur Auflösung der Knötchen: In der Pubertät verschwinden die Knötchen von selbst infolge des veränderten Stimmgebrauchs und des Längenwachstums der Stimmlippen; die Stimmtherapie ist aber trotzdem notwendig, sonst könnte die unschöne Gewohnheit der Preßstimme erhalten bleiben. Bei Erwachsenen entscheidet die Art der Knötchen über die Behandlungsmethode. Aufgrund der laryngostroboskopischen Untersuchung ist es möglich, zwischen den weichen und harten Knötchen zu unterscheiden. Die *weichen Knötchen* sind stroboskopisch verschieblich; es handelt sich dabei nur um eine umschriebene Schwellung. Ihre Behandlung ist konservativ. Nach einwöchiger Stimmruhe lösen sie sich auf. Das kann medikamentös mit proteolytischen Fermentpräparaten beschleunigt werden. Anschließend ist eine mehrwöchige Stimmbehandlung notwendig.

Die *harten Knötchen* lassen auch stroboskopisch keine Verschiebung erkennen; es handelt sich dabei um hartes Schwielengewebe, welches zuerst mikrochirurgisch beseitigt werden muß. Erst anschließend wird eine Stimmbehandlung durchgeführt.

Besonders behutsam muß der Umgang mit den Sängerinnen sein. Oft können sie noch mit Stimmlippenknötchen erstaunliche Stimmleistungen vollbringen und suchen den Arzt nur mit gelegentlichen Halsentzündungen auf. Da das magische Wort „Knötchen" eine verheerende Wirkung auf die in der Regel sehr empfindliche Psyche der Künstlerin auszuüben pflegt, sollte man es vermeiden. Auf jeden Fall muß zunächst die Entzündung behandelt werden und erst dann gründlich abgeklärt werden, ob weiter anhaltende Beschwerden tatsächlich auf Knötchen zurückzuführen sind.

4.5.7 Der Stimmlippenpolyp und die Stimmlippenzyste

Gefäßreiche Stimmlippenpolypen und Zysten sind die häufigsten gutartigen stimmstörenden Kehlkopfveränderungen. Meistens sind sie ein-, nur selten doppelseitig. Ihre typische Lokalisation ist wiederum die Grenze des vorderen und mittleren Drittels der Stimmlippenlänge; sie können aber auch an einer anderen Stelle vorkommen.

Als Behandlung ist zuerst immer die mikrochirurgische Abtragung des Polypen nötig. Ob auch eine anschließende Stimmbehandlung durchgeführt werden muß, hängt vom Vorhandensein hyperfunktioneller Zeichen ab. Bei vielen Polypen fehlen diese. Es genügt also die alleinige chirurgische Therapie. Besteht hingegen ein Polyp längere Zeit, dann ist gewöhnlich auch eine Hyperfunktion vorhanden (vgl. S. 88). Um eine dauerhaft klare Stimme zu erreichen, muß in diesen Fällen im Anschluß an die chirurgische Behandlung auch eine Stimmbehandlung folgen.

4.5.8 Das Reinke-Ödem

Der Reinkesche Raum (nach dem Anatomen F. Reinke benannt) ist durch diejenige Schicht der Stimmlippen gebildet, welche unmittelbar unter der Schleimhaut liegt. Das lockere Bindegewebe dieses Raumes bietet anatomisch geradezu ideale Voraussetzungen für eine Flüssigkeitsansammlung. Eine krankhafte Ansammlung von Gewebsflüssigkeit unter der Stimmlippenschleimhaut wird als Reinke-Ödem bezeichnet. Als Ursachen sieht man an: eine Entzündung (meist Raucherlaryngitis), übermäßigen, hyperfunktionellen Stimmgebrauch und gelegentlich vielleicht auch hormonelle Einflüsse. Bei der *Kehlkopfspiegelung* imponiert eine lappig flatternde Schleimhaut mit durchschimmernder Flüssigkeit. Der Befall ist immer beidseitig, wenn auch in unterschiedlicher Ausprägung. Chronische Entzündung mit Verdickung der Schleimhaut, vor allem in der hinteren Kommissur und erweiterte Gefäße sind immer sichtbar. Zeichen von hyperfunktioneller Stimmgebung sind auch regelmäßig vorhanden. Das Reinke-Ödem bewirkt eine ausgesprochen tiefe, rauhe und laute Stimme. Bei Männern wird sie als „Biertrinkerstimme" (Rauch und Lärm der Bierhallen), bei Frauen gelegentlich als „sexy voice" bezeichnet. Die wichtigste Aufgabe vor Beginn der *Behandlung* ist eine sorgfältige Abklärung, ob eine Änderung des Stimmklanges überhaupt gewünscht wird. Die rauhe und tiefe Stimme kann nämlich zum gewohnten persönlichen Erscheinungsbild gehören. Nur äußerst selten ist die Ausdehnung so groß, daß Atembeschwerden auftreten. Diese Veränderung ist aber immer gutartig.

Medikamentös kann das Reinke-Ödem nicht beeinflußt werden. Wird eine Stimmveränderung gewünscht, muß auch eine kombinierte mikrochirurgische Abtragung mit anschließender Stimmbehandlung durchgeführt werden.

4.5.9 Das Kontaktgranulom und das Intubationsgranulom

Sowohl das Kontakt- als auch das Intubationsgranulom sind gutartige Kehlkopfveränderungen, welche durch typische Lokalisation im hinteren Drittel der Stimmlippen charakterisiert sind. Das hintere Drittel der Stimmlippen mit dem Übergang vom bindegewebigen in den knorpeligen Teil ist die empfindlichste Stelle, auf welcher gröbere mechanische Kräfte wie Räuspern, Husten und Intubationstubus eine Schädigung verursachen können. Beim Kontaktgranulom ist der sog. Hammer-Amboß-Effekt mit harten Gegenschlägen der knorpeligen Teile (Processus vocales) ausschlaggebend. Beim Intubationsgranulom ist es der überstarke Druck, insbesondere von unproportionell großem Tubusdurchmesser.

Das Kontaktgranulom verursacht nur selten Heiserkeit. Im Vordergrund der Beschwerden steht das Fremdkörpergefühl im Hals. Oft sind es Patienen mit übergroßem beruflichen Stress und belastenden Lebensgewohnheiten wie Nikotin- und Alkoholkonsum. Häufig wird auch über Sodbrennen geklagt. Bei der *Kehlkopfspiegelung* sieht man auf der einen Seite des Processus vocalis ein ovaläres Granulationsgewebe mit schüsselförmiger Vertiefung. Auf der gegenüberliegenden Seite besteht am Processus vocalis eine rundliche, bindegewebige Formation, welche sich genau in die schüsselförmige Vertiefung der Gegenseite einfügt.

Die Behandlung des Kontaktgranuloms ist äußerst schwierig. Jegliche chirurgische Manipulation am Processus vocalis sollte unterbleiben, weil es schnell zu Rezidiven kommt. Stimmtherapie mit Betonung von verhaltenspsychotherapeutischen Maßnahmen hat sich bis jetzt am besten bewährt. Bei Sodbrennen wird noch zusätzlich medikamentös mit Antazida behandelt.

Das Intubationsgranulom, ein- und doppelseitig, eine gelegentliche Folge der Intubationsnarkose, kann noch mehrere Tage nach der Narkose entstehen. Je nach seiner Größe verursacht es Fremdkörpergefühl, Heiserkeit oder Atembeschwerden. Die chirurgische Abtragung verschafft genügend Abhilfe. Es kann aber auch zunächst abgewartet werden, ob es sich nicht nach einigen Wochen von selbst ablöst oder abgehustet wird.

4.5.10 Der Sulcus glottidis (Stimmlippenfurche)

Der Sulcus glottidis ist eine längliche Furche am freien Rand einer oder beider Stimmlippen.

Der Stimmklang ist nicht typisch. Schwierigkeiten äußern sich höchstens bei höheren Stimmleistungen wie Rezitation und Gesang. Die Sprechstimme ist zwar schwach, die Stimmeinsätze verhaucht. Da aber dieser Zustand seit vielen Jahren besteht, haben sich die Patienten und ihre Umgebung so daran gewöhnt, daß sie das kaum stört. Es gibt keine chirurgische Behandlungsmethode (weder Abtragung noch die Tefloninjektion), welche eine Stimmverbesserung herbeiführen könnte. Auch der konservativen Stimmtherapie sind enge Grenzen gesetzt. Es kann versucht werden, wenigstens die etwa vorhandene hyperfunktionelle Stimmgebung abzubauen. Für Stimmberufe eignen sich aber diese Patienten nicht.

Die *Therapie* all dieser Veränderungen ist aus Tabelle 2 zu ersehen.

Tabelle 2. Gutartige stimmstörende Kehlkopfveränderungen Therapie

	OP	OP + Stimmtherapie	Stimmtherapie
Knötchen weiche		(+)	+
harte		+	
Polyp mit Hyperfunktion		+	
ohne Hyperfunktion	+		
Zyste		+	
Reinke-Ödem		+	
Kontaktgranulom		(+)	+
Intubationsgranulom	+		
Sulcus glottidis			+

4 Die Stimme und ihre Störungen

4.5.11 Die Kehlkopflähmungen

Sämtliche Kehlkopfmuskeln werden durch den Nervus vagus versorgt. Wenn als Folge einer Schädigung *alle* Fasern dieses Nerven ausfallen, dokumentiert sich das im laryngoskopischen Bild so, daß die Stimmlippe der gelähmten Seite nicht mehr zur Mitte herangeführt werden kann: Sie bleibt unbeweglich in der Intermediärstellung stehen, ist nicht mehr entspannt, exkaviert und verliert allmählich auch an Substanz, wie jeder Muskel, der nicht benützt wird. Meist rückt auch der Stellknorpel, der die Stimmlippe bei den „groben" Bewegungen zu führen hat, nach vorne (Abb. 6). Eine klare Stimme kann nicht mehr hervorgebracht werden. Sind beide Seiten gelähmt, so fällt die Stimme ganz aus. Das ist aber äußerst selten.

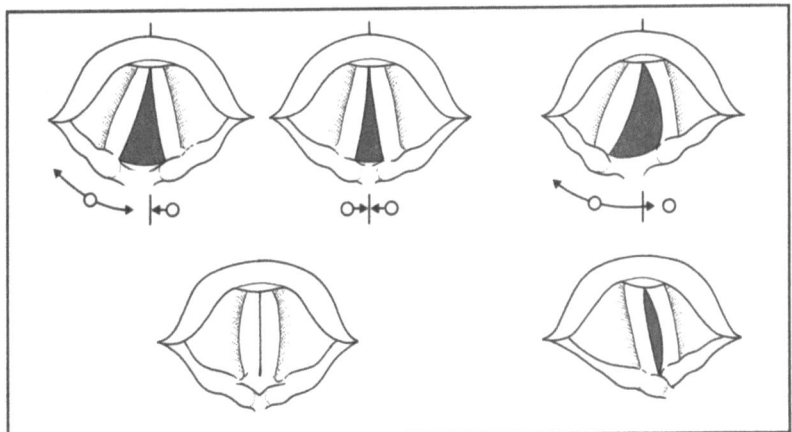

Abb. 6. Respirationsstellung und Phonationsstellung der Glottis 1. bei linksseitiger Lähmung in Paramedianstellung, 2. bei beiderseitiger Lähmung mit Paramedianstellung, 3. bei linksseitiger Lähmung aller Kehlkopfmuskeln (Intermediärstellung, Exkavation der Stimmlippe und Vorsinken des Aryknorpels).

	Paramedianstellung		*Intermediärstellung*	
	einseitig	beiderseitig	einseitig	beiderseitig
Stimme	fast normal	fast normal	starke Heiserkeit	Stimmlosigkeit
Atmung	kaum gestört	Atemnot Erstickungsgefahr	ungestört	ungestört
Therapie	meist nicht nötig	Tracheotomie mit Sprechkanüle oder Glottiserweiterung	Übungsbehandlung, notfalls Knorpelimplantat	Tracheotomie zur Bronchialtoilette

Häufiger als diese Form ist der isolierte Ausfall des vom N. vagus abgehenden Astes, des *N. recurrens*. Er hat die Lähmung aller *inneren* Kehlkopfmuskeln zur Folge. Das laryngoskopische Bild entspricht der Median- oder (meist) Paramedianstellung. Die Bildung der Sprechstimme ist bei einseitiger Lähmung nur wenig beeinträchtigt, weil die Stimmlippe der nicht gelähmten Seite kompensieren kann, vorausgesetzt, daß auch die Stimmlippe der gelähmten Seite mittels des zwischen Schild- und Ringknorpel befindlichen Muskels (M. cricothyreoideus) noch gespannt werden kann (straffe Lähmung). Voraussetzung dazu ist, daß ein kopfwärts vom N. recurrens abgehender Ast nicht betroffen ist. Wenn auch er geschädigt ist, kommt es zur „schlaffen" Lähmung der Stimmlippe, und die Auswirkungen auf Klarheit, Kraft und Umfang der Stimme sind noch deutlicher. Bei beidseitiger Lähmung steht die Beeinträchtigung der *Atmung* ganz im Vordergrund und erfordert manchmal sofortiges chirurgisches Eingreifen (Tracheotomie). Die Schädigung allein des oberen Astes des N. recurrens ist selten oder wird selten bemerkt. Sie führt zum Spannungsverlust einer oder beider Stimmlippen. Auch hierdurch verliert die Stimme an Kraft und der Stimmumfang wird vor allem von oben her eingeengt.

Die verschiedenen Formen der Kehlkopflähmungen stellen dem Facharzt die Aufgabe, nach deren *Ursachen* zu forschen und Möglichkeiten der *Therapie* wahrzunehmen. Drei Gruppen von Ursachen kommen in Frage:

1) Am häufigsten ist die Schädigung bei oder nach der Operation des Kropfrezidivs.
2) Raumfordernde Prozesse im Brustraum, z. B. Bronchuskarzinom, Aortenaneurysma.
3) Toxisch-infektiös, besonders bei Grippe beobachtet.
Oft bleibt die Ursache unbekannt.

Nach den hörbaren Charakteristika lassen sich oft drei Stadien unterscheiden. Das erste Stadium der *Aphonie* wird nur selten erfaßt, weil die Patienten erst einige Tage später den Arzt aufsuchen oder ihm konsiliarisch vorgestellt werden. Dann handelt es sich oft aber bereits um das zweite Stadium der *Stimmstörung* mit der sog. Flatterstimme (Dysphonia paralytica). In der Intermediärstellung ist die Flatterstimme ausgeprägter als in der Paramedianstellung. Das dritte Stadium der *stimmlichen Kompensation* wird mit der Stimmtherapie erzielt. Die gesunde Stimmlippe bewegt sich dabei bis über die Mittellinie und erreicht die gelähmte (vgl. Abb. 6); somit kann ein Glottisschluß wieder vollzogen werden und die Stimme wird klarer. Völlig klar kann sie natürlich nur nach einer vollständigen Erholung werden.

4 Die Stimme und ihre Störungen

Die Behandlung mit stimmlichen Kraftübungen, Reizstrombehandlung und medikamentös mit Vitamin B 1, B 6 und B 12 sollte so rasch wie möglich begonnen werden. Es würde zu weit führen, hier Einzelheiten zu besprechen. Bereits nach drei Monaten können Muskelschwund und eine gelenkige Versteifung der gelähmten Stimmlippe auftreten. Falls es nach einem Jahr seit dem Erkrankungsbeginn weder zu einer Erholung noch zur stimmlichen Kompensation gekommen ist, kann die Stimmlippe mit Unterfütterung durch Teflon oder Einpflanzung von Knochen und Knorpel operativ gegen die Mittellinie verlagert werden. Bei Lungenkrebs sollte man jedoch mit der operativen Verlagerung der gelähmten Stimmlippe nicht warten, weil die Überlebenserwartung auch heute noch meistens weniger als ein Jahr beträgt und man dem Patienten die Qual des Nicht-Abhusten-Könnens ersparen möchte.

4.5.12 Die Speiseröhrenstimme nach vollständiger Kehlkopfentfernung

Im fortgeschrittenen Stadium des Kehlkopfkrebses oder bei Versagen der Strahlenbehandlung kann das Leben des Patienten nur mit einer vollständigen operativen Entfernung des Kehlkopfes gerettet werden.
   Eine vordringliche Aufgabe nach diesem Eingriff ist das Erlernen einer Ersatzstimme. 70–80% der Kehlkopflosen erlernen die sogenannte Speiseröhrenstimme. Die Speiseröhre selbst wird dabei zu einem Luftbehälter; der Ringmuskel des Speiseröhrenmundes wird zum Tongenerator. Der eigentliche Mechanismus der Speiseröhrenstimme gleicht im Prinzip der normalen Stimmgebung, nur mit anderen anatomische Strukturen.
   Als erstes erlernen die Patienten, die Luft in die Speiseröhre einzuziehen oder zu schlucken und in der Folge wieder zurückzubefördern (Luftschaukeln). Während die Luftströmung aus der Speiseröhre entweicht, versetzt sie die Schleimhautblätter des Speiseröhrenmundes in Schwingungen. Die Speiseröhrenersatzstimme ist tief und schwach; der Stimmumfang kann 5 bis 8 Töne und die Tonhaltedauer 2 bis 5 Sekunden betragen. Es können bis zu 8 Laute ununterbrochen gesprochen werden.
   Die Zeit, in welcher die Speiseröhrenersatzstimme erlernt wird, schwankt zwischen einigen wenigen bis zu 50 Behandlungssitzungen. Erschwerend wirkt sich aus, wenn die Form des Schlundes unregelmäßig gestaltet ist, ebenso negativ beeinflussen der erhöhte Widerstand des Speiseröhrenmundes, derbes Gewebe nach der Bestrahlung und psychische Ablehnung das angestrebte Ziel.

In letzter Zeit werden operative Methoden angegeben, welche eine Verbindung (Fistel) zwischen der Luftröhre und dem Schlund herstellen. Die Patienten können dann gleich sprechen, die Tonhaltedauer ist verlängert, die übrigen Stimmqualitäten bleiben aber die gleichen wie bei der Ösophagusersatzstimme. Ein wesentlicher Nachteil dieser Fistulierungsmethode ist jedoch die Gefahr, daß Schlundinhalt (vor allem Flüssigkeit) in die Luftröhre eindringt.

Die elektronischen Sprechprothesen geben einen unnatürlichen, maschinellen und monotonen Klang. Sie werden als letzte Möglichkeit angewandt, wenn die Bildung einer „natürlichen" Ersatzstimme nicht gelingt.

Literatur

Berendes J (1956) Neuere Ergebnisse über Bewegungsstörungen des Kehlkopfes. Archiv für Ohren-, Nasen- und Kehlkopfheilkunde 169:1–172
Berendes J, Link R, Zöllner F (Hrsg) (1982) Hals-, Nasen-, Ohren-Heilkunde in Praxis und Klinik, Bd. 4, Teil 1. Thieme, Stuttgart New York
Böhme G (Hrsg) (1974–80) Sprach-, Sprech- und Stimmstörungen, 3 Bde. Fischer, Stuttgart
Gundermann H (1983) Heiserkeit und Stimmschwäche. Fischer, Stuttgart New York
Habermann G (1986) Stimme und Sprache. 2. Aufl. Thieme, Stuttgart

III. Berufsbilder

5 Das Berufsbild des Phoniaters und Pädaudiologen

O. v. ARENTSSCHILD

5.1 Beschreibung der Phoniatrie

Die Phoniatrie – Pädaudiologie ist die *medizinische Wissenschaft* von den *krankhaften Störungen* der Stimme, der Lautsprache, des Sprechens, des Redeflusses und der Schriftsprache sowie von den meist kindlichen Hörstörungen, die sich auf die Stimme bzw. die Sprache auswirken. *Gehör, Stimme und Sprache bilden eine Funktionseinheit* und sind daher immer im Zusammenhang zu betrachten. So sind z. B. ein normaler Spracherwerb und eine normale Stimmfunktion ohne das Gehör weder zu erreichen noch über längere Zeit aufrechtzuerhalten.

Bei jeder lautsprachlichen Kommunikation durchlaufen die Sprachsignale eine *Organkette* vom Ohr über den Hörnerv, die Hörbahnen im Gehirn, die Wahrnehmungsregionen und Sprachzentren in der höheren Hirnrinde, die Psychomotorik mit ihren Gehirnkernen und -bahnen sowie die Nerven bis zu den Artikulationsorganen. Für die Gesamtfunktion dieser Organkette ist der Phoniater verantwortlich. In der Mehrzahl der Fälle werden die Funktionsstörungen der Stimm- und der Sprechorgane aber nicht von den peripheren Organen, sondern von Fehlsteuerungen durch das Gehirn hervorgerufen. Nicht nur durch das Gehör, sondern auch durch Seh-, Tast- und Bewegungsreize erfolgen über das Gehirn *Rückkopplungen,* die zur Steuerung der Stimm- und Sprachfunktionen ebenso unentbehrlich sind wie der *Sprachbesitz,* die höheren Geistestätigkeiten und die *Psyche.*

Die *Ziele der Phoniatrie* sind also die Vorbeugung, Erkennung, Linderung oder Heilung jeder Art von Stimm- und Sprachstörungen. Zur Vorbeugung gehört auch die Stimm- und Sprachhygiene. In der *Pädaudiologie* kommen zu den genannten Zielen noch die frühzeitige Erkennung von Hörstörungen, die elektroakustische Verstärkung des Gehörs sowie die Hörübungsbehandlung hinzu. Vielfach wird die Phoniatrie deshalb auch als „*medizinische Kommunikationswissenschaft*" bezeichnet.

5 Das Berufsbild des Phoniaters und Pädaudiologen

5.2 Geschichte der Phoniatrie

Hermann Gutzmann war der erste Arzt, der sich 1905 – damals noch im Bereich der Inneren Medizin – in Berlin für die Sprachheilkunde habilitierte und dafür die akademische Lehrbefugnis in der Charité erhielt. Mit dem Hinzutreten der Stimmheilkunde verlagerte sich die Phoniatrie dann in den Bereich der Hals-Nasen-Ohren-Heilkunde. Schüler von H. Gutzmann (sen.) waren sein Sohn H. Gutzmann (jun.), M. Nadoleczny, R. Schilling, M. Seeman, H. Stern und viele andere, die später an der weltweiten Entwicklung der Phoniatrie maßgebend beteiligt waren. Neben der *Berliner Schule* entstand unter E. Fröschels auch die *Wiener Schule* mit D. Weiss, G. E. Arnold, H. Freund, L. Stern und anderen. Seitdem wurden in Deutschland und Österreich, erst später auch in anderen Ländern, an HNO-Kliniken phoniatrische Abteilungen eingerichtet. Nur in wenigen Staaten hat sich die Phoniatrie unabhängig von der HNO-Heilkunde weiterentwickelt.

5.3 Die Anerkennung zum Phoniater und Pädaudiologen und seine Tätigkeitsbereiche

Die Ärztekammern in den deutschen Bundesländern und in Berlin (West) verlangen nach einheitlichen Bestimmungen für die Erteilung der Erlaubnis zum Führen der *Teilgebietsbezeichnung* „Phoniatrie und Pädaudiologie" über die Anerkennung als Hals-Nasen-Ohren-Arzt hinaus eine *mindestens zweijährige Weiterbildung* bei einem dazu berechtigten erfahrenen Phoniater. Die Weiterbildungsziele sind im Wissen, in der Diagnostik und der Therapie genau festgelegt. Meist erfolgt diese Weiterbildung an den phoniatrischen Abteilungen der HNO-Universitätskliniken.

Während die Tätigkeit des allgemeinen HNO-Arztes mehr auf die Erkrankungen an den *HNO-Organen* ausgerichtet ist, stehen beim Phoniater mehr die *Funktionsstörungen* von Gehör, Stimme und Sprache im Vordergrund. Die Phoniatrie fußt zwar auch auf dem Wissen über die organischen Grundlagen, grenzt sich aber durch ihre Sichtweise, eigene und weitere Untersuchungstechniken, ihre Behandlungsmethoden, die Rehabilitationsaufgaben und ihr Krankengut von der allgemeinen HNO-Heilkunde ab. Viele Phoniater haben sogar eine eigene künstlerische Gesangsausbildung.

Da die Phoniater zugleich HNO-Ärzte sind, können sie auch selbst die *Phonochirurgie,* also Operationen mit dem Ziel der Stimm- und Atmungsverbesserung am Kehlkopf, durchführen. Viele Phoniater operieren auch bei Störungen der Nasalität und bei Spaltbildungen im Bereich des Kopfes.

Fast alle Phoniater sind nicht nur in der Versorgung ihrer Patienten in Klinik und Praxis tätig, sondern auch als *beratende Ärzte* (z. B. in Sonderschulen, Beratungsstellen verschiedener Art, Krankenhäusern, Musikhochschulen bzw. Konservatorien), bilden Studenten der Medizin und der Sonderpädagogik sowie Logopäden aus und arbeiten wissenschaftlich.

Außerdem gibt es für jeden Arzt – also nicht nur für HNO-Ärzte – zur Zeit noch die Möglichkeit, nach einer Weiterbildung von einem halben Jahr in der Stimm- und Sprachheilkunde und einem halben Jahr in der diagnostischen HNO-Heilkunde, die *Zusatzbezeichnung* „Stimm- und Sprachstörungen" zum Arzttitel zu erwerben. Solche Ärzte sind aber nicht als Phoniater zu bezeichnen, nicht in der Pädaudiologie weitergebildet und haben auch keine speziellen operativen Erfahrungen.

5.4 Die Krankheitsbilder der Phoniatrie

Die zur Phoniatrie gehörigen Krankheitsbilder bzw. Behinderungen sind im einzelnen:

- Spracherwerbsstörungen organischer, funktioneller oder psychischer Ursachen,
- Lautbildungsfehler (Dyslalien) aller Arten und Ursachen,
- Störungen der Grammatik und der Syntax (Dysgrammatismus),
- Störungen im Erwerb des Wortschatzes,
- Störungen der Nasalität von Stimme und Sprache (Rhinophonien, Rhinolalien),
- Störungen des Redeflusses, also das Stottern (Balbuties) und das Poltern (Tachyphemie),
- motorisch bedingte Störungen im Stimm- und Artikulationsbereich (Dyspraxien, Dysarthrien),
- Lautbildungsstörungen durch die Artikulationsorgane selbst (Dysglossien) und durch Lippen-Kiefer-Gaumen-Spalten,
- Lese-Rechtschreib-Erwerbsstörungen (Legasthenien),
- Sprachverluste durch hirnorganische Krankheiten (Aphasien, Dyslexien, Dysgraphien),
- sprachliche Veränderungen bei psychiatrischen Erkrankungen (Dysphrasien),
- Sprach-, Sprech- und Stimmstörungen bei Erkrankungen weiterer Gebiete der Medizin,

- psychogene Sprach-, Sprech- und Stimmstörungen,
- Stimmstörungen funktioneller Art (Dysphonien),
- hormonell bedingte Stimmstörungen,
- Stimmstörungen durch organische Veränderungen am Kehlkopf,
- organische Veränderungen am Kehlkopf als Folge falschen oder übermäßigen Stimmgebrauches,
- Stimmstörungen durch Muskel- oder Nervenschädigungen des Kehlkopfes,
- Stimmstörungen vor und nach Kehlkopfoperationen,
- Stimmverlust durch operative Kehlkopfentfernung (Laryngektomie),
- hörbedingte Sprach-, Sprech- und Stimmstörungen,
- kindliche Hörstörungen einschließlich ihrer weitreichenden Folgen.

Alle diese Störungen können auch kombiniert vorkommen, so daß das Krankengut des Phoniaters recht oft aus *mehrfachbehinderten Patienten* besteht; am häufigsten bei Kindern mit Hirnleistungsstörungen und in allen Altersstufen bei Körperbehinderungen. Zugleich haben seine Patienten zum erheblichen Teil auch *psychische Störungen,* die sowohl die Ursache als auch die Folge ihrer Leiden sein können. Bei der Vielseitigkeit der Ursachen kommt es in der Phoniatrie besonders auf eine ätiologische Klärung der Funktionsstörungen und auf eine sehr umfassende Diagnostik an, die *zwingende* Voraussetzung für eine *gezielte* Therapie ist.

5.5 Zusammenarbeit der Phoniatrie mit anderen Bereichen

Die Phoniatrie wird oft als „*Querschnittsfach*" bezeichnet, weil ihre Beziehungen zu anderen Bereichen innerhalb und außerhalb der Medizin so umfangreich sind wie kaum in einem anderen Fach. Der Phoniater muß auf allen Gebieten der Medizin gute Kenntnisse und spezielle Erfahrungen haben. Hierbei sind besonders zu erwähnen:

- die Physiologie, Patho- und Neurophysiologie (Funktionslehre),
- die Innere Medizin (vor allem wegen der hormonell bedingten Stimmstörungen und der Durchblutungsstörungen),
- die Neurologie, besonders die Aphasiologie bzw. Neuropsychologie (wegen der Schädigungen der Sprachregionen im Gehirn durch Schlaganfälle und Hirngeschwülste, auch wegen zahlreicher Hirn-, Rückenmarks- und Nervenkrankheiten, die zu Atem- und Sprechstörungen führen),
- die Psychiatrie (wegen der sie begleitenden Sprachstörungen),

- die Zahn- und Kieferheilkunde (vor allem wegen der Spaltbildungen im Kiefer- und Gesichtsbereich),
- die Kinderheilkunde (allgemeine Pädiatrie, Neuro- und Sozialpädiatrie),
- die Psychosomatik und Psychotherapie,
- die Geriatrie (bei älteren Patienten),
- die Humangenetik (wegen der vererbbaren Mißbildungen und Störungen),
- und natürlich auch die allgemeine HNO-Heilkunde (besonders wegen der Otologie, der Audiologie, der Laryngologie und der Kehlkopfoperationen).

Ebenso bedeutungsvoll für den Phoniater ist aber auch die gemeinsame und sich gegenseitig beratende *Zusammenarbeit mit außermedizinischen Wissensgebieten,* so vor allem mit

- der Psychologie (Entwicklungs-, Verhaltens-, Wahrnehmungspsychologie, Psychomotorik),
- der Linguistik (Psycho-, Soziolinguistik), der Phonetik (Lautlehre) und der Semiotik (Lehre der Zeichen),
- der Pädagogik (Erziehung und sprachliche Bildung),
- der Sonderpädagogik (Sprachbehinderten-, Lernbehinderten-, Geistigbehinderten-, Schwerhörigen-, Gehörlosen-, Verhaltensgestörten-, Körperbehinderten-, Sehbehinderten- und Blindenpädagogik) für den Schulbereich,
- die Soziologie (Bevölkerung, Gesellschaft, Familie, Eingliederung Behinderter),
- die Biokybernetik (Lehre der biologischen Regelungsvorgänge),
- Die Akustik, Elektroakustik und Nachrichtentechnik,
- die Musikwissenschaften (Stimmhygiene, Stimmbildung, Rhythmik, Gesang, Musiktherapie),
- die Sprecherziehung (Sprech- und Redehygiene).

In den phoniatrischen Abteilungen besteht überall eine *Teamarbeit* mit Logopäden und Psychologen, oft auch mit Krankengymnasten, Beschäftigungstherapeuten, Linguisten sowie Physikern oder Technikern.

Der Phoniater hat dementsprechend in ganz besonderem Maße eine *ganzheitliche, multifaktorielle und mehrdimensionale Betrachtungsweise,* und er bildet eine Brücke zwischen der Medizin und den Natur- und Geisteswissenschaften. In der Zusammenarbeit mit anderen Wissensgebieten erfährt der Phoniater natürlich auch selbst viel geistige Bereicherung und Befruchtung, und so ist es erstaunlich, daß sich trotzdem nur wenige Ärzte für diesen überaus vielseitigen Zweig der Medizin interessieren. Man rechnet international mit einem *Bedarf von einem Phoniater auf 300 000 Einwohner.* Leider wird dieses Verhältnis bisher in Deutschland noch nicht erreicht.

5.6 Wissenschaftliche Gesellschaften und organisatorische Vereinigungen der Phoniatrie

Die wissenschaftliche Gesellschaft der Phoniater ist die Deutsche Gesellschaft für Phoniatrie und Pädaudiologie (DGPP). International gibt es für Ost und West gemeinsam die Union Europäischer Phoniater (UEP). Zusammen mit der Logopädie wurde schon vor sehr langer Zeit die Internationale Assoziation für Logopädie und Phoniatrie (IALP) gegründet. Die Deutsche Gesellschaft für Sprach- und Stimmheilkunde vereinigt auch außermedizinische Wissensgebiete mit der Phoniatrie und der Logopädie. In der Arbeitsgemeinschaft Deutscher Audiologen und Neurootologen (ADANO) arbeiten Pädaudiologen mit Audiologen für das Erwachsenenalter und Forschern der Gleichgewichtsfunktionen zusammen.

Literatur

Lehrbücher

Biesalski P, Frank F (Hrsg) (1982) Phoniatrie-Pädaudiologie. Thieme, Stuttgart
Böhme G (1983) Klinik der Sprach-, Sprech- und Stimmstörungen. Fischer, Stuttgart
Luchsinger R, Arnold G E (1971) Handbuch der Stimm- und Sprachheilkunde, 2 Bde. Springer, Wien Heidelberg New York
Pascher W, Bauer H (Hrsg) (1984) Differentialdiagnose von Sprach-, Stimm- und Hörstörungen. Thieme, Stuttgart
Wirth G (1983) Sprachstörungen, Sprechstörungen, Kindliche Hörstörungen, 2. Aufl. Deutscher Ärzte-Verlag, Köln

Zeitschriften

Folia phoniatrica. Karger, Basel
Sprache-Stimme-Gehör. Thieme, Stuttgart

6 Das Berufsbild des Logopäden

M. Spiecker-Henke

6.1 Geschichtliche Entwicklung

Die Wurzeln der Logopädie reichen weit in das erste vorchristliche Jahrtausend zurück, als die Altinder Kenntnisse über die Funktionsabläufe von Atmung und Stimme gewannen und diese bei magisch-religiösen Anlässen einsetzten. In der Blütezeit griechischer Kultur schulten Phonasken, die Stimmbildner des alten Griechenlands, in gewisser Weise als Vorläufer der Logopäden anzusehen, Stimme und Rhetorik. Als einer der bedeutendsten Redner damaliger Zeit sei Demosthenes genannt. Einige seiner Übungsmethoden werden mancherorts heute noch praktiziert. In römischer Zeit versuchten Celsus und andere bestimmte Stimm- und Sprechübungen als Heilmittel einzusetzen. Diese Methoden fanden bis ins Mittelalter Anhänger. Erst mit der Entwicklung der modernen Medizin erweiterten sich im 19. und 20. Jahrhundert auch die Kenntnisse über die Vorgänge an den Phonationsorganen, der Lautbildung und der Sprache, deren Erforschung sich von medizinischer Seite insbesondere die Stimm- und Sprachärzte (Phoniater) zuwandten, wie z. B. Hermann Gutzmann sen., Fröschels, Nadoleczney und Schilling. Fröschels, einer der Begründer der heutigen Stimm- und Sprachheilkunde, prägte den Begriff „Logopädie", der sich ableitet aus den griechischen Wörtern „Logos" (Wort) und „paideuein" (erziehen). 1926 wurde von ihm in Wien die „Internationale Gesellschaft für Logopädie" gegründet, die heute den Namen „International Association of Logopedics and Phoniatrics" (IALP) trägt.

Seit Ende des 19. Jahrhunderts benötigten die Phoniater speziell ausgebildete Mitarbeiter, die bestimmte Aufgaben im diagnostischen und therapeutischen Bereich von Stimm-, Sprach- und Hörstörungen übernehmen konnten. Die Ausbildung dieser Mitarbeiter wurde unter persönlicher Anleitung von Phoniatern innerhalb der klinischen Tätigkeit durchgeführt. Aus diesen Fachkräften entwickelte sich im Laufe der letzten Jahrzehnte der Berufsstand der Logopäden als ein nichtärztlicher Heilberuf.

6 Das Berufsbild des Logopäden

Erst relativ spät wurde im Jahr 1964 von Hermann Gutzmann jr. in Berlin die erste deutsche „Staatlich anerkannte Lehranstalt für Logopäden an der Poliklinik für Stimm- und Sprachkranke der Freien Universität Berlin" gegründet. Der Berliner Ausbildungsstätte folgten weitere Lehranstalten – vorwiegend den HNO-Universitätskliniken angegliedert – in Aachen, Erlangen, Essen, Freiburg, Göttingen, Hamburg, Hannover, Heidelberg, Karlsruhe, Mainz, Marburg, München, Münster, Oldenburg, Saarbrücken, Tübingen und Ulm. Zur Zeit bestehen in der Bundesrepublik Deutschland 20 Lehranstalten für Logopädie mit ca. 750 Ausbildungsplätzen (Anschriften der Lehranstalten in: Blätter zur Berufskunde „Logopäde/Logopädin" der Bundesanstalt für Arbeit, Bertelsmann-Verlag, Bielefeld, oder über die Geschäftsstelle des ZVL, Aachener Str. 1210, 5000 Köln 40).

Im gleichen Jahr, 1964, schlossen sich die Logopäden zum Zentralverband für Logopädie e. V. (ZVL) als ihrer berufsständischen Vertretung zusammen. Durch langjährige Initiative des ZVL wurde im Juli 1975 der Entwurf eines „Logopädengesetzes" in den Deutschen Bundestag eingebracht, jedoch erst fünf Jahre später am 7. Mai 1980 als Gesetz über den Beruf des Logopäden verkündet, das am 1. 10. 1980 in Kraft trat. Nahezu gleichzeitig wurde vom zuständigen Bundesminister für Jugend, Familie und Gesundheit am 10. 10. 1980 die Ausbildungs- und Prüfungsordnung (LogAPrO) verabschiedet. Durch das Gesetz wurde erstmals die Berufsbezeichnung „Logopäde" bzw. „Logopädin" rechtlich geschützt und durch die Ausbildungs- und Prüfungsordnung die Ausbildung zum Logopäden bundesweit einheitlich geregelt; dementsprechend traten die in den Ländern bestehenden unterschiedlichen Ausbildungs- und Prüfungsordnungen außer Kraft.

6.2 Aufgaben der Logopäden

Die Aufgabe der Logopäden besteht in der Durchführung von Funktionsdiagnostik, Therapie und Beratung bei krankhaften Störungen, die im Bereich der Stimme, der Sprache, des Sprechens, des Redeflusses und des Hörens auftreten. Da Menschen aller Altersgruppen von verbalen Kommunikationsstörungen betroffen sein können, gehören zu den Patienten des Logopäden Erwachsene ebenso wie Jugendliche, Schulkinder oder Kinder im vorschulischen Bereich bis hin zum Säuglingsalter. Die Behandlung von Kommunikationsstörungen erfordert aufgrund ihrer meistens vielschichtigen Verursachung eine breitgefächerte Vorgehensweise und eine enge Zusammenarbeit mit dem behandelnden Arzt des Patienten. In den meisten Fällen sind dies Phoniater, Hals-Nasen-

Ohrenärzte, Neurologen oder Kinderärzte, von denen eine logopädische Diagnostik und Therapie verordnet wird. Diese wird dann durch den Logopäden selbständig und eigenverantwortlich durchgeführt. Gleichzeitig findet ein reger Austausch fachlicher Informationen mit Krankengymnasten, Beschäftigungstherapeuten, Psychologen, Linguisten, Pädagogen und Sozialarbeitern statt. So können z. B. bei der Behandlung eines Aphasikers neben der logopädischen Therapie gleichzeitig krankengymnastische, beschäftigungstherapeutische und/oder psychologische Maßnahmen erforderlich sein. Unabdingbar ist die interdisziplinäre Vorgehensweise, wenn es sich um Früherfassung, Frühdiagnostik sowie um frühe Förderung und Therapie handelt.

Ziel logopädischer Tätigkeit ist es, unter Zugrundelegung der Möglichkeiten, die der Patient zur Verfügung hat, und seiner individuellen Bedürfnisse die Stimm-, Sprach-, Sprech- und Hörstörungen zu beheben bzw. zu bessern. Bei einem Kind mit einer Sprachentwicklungsverzögerung bedeutet das z. B., neben der Sprache auch die Lernfähigkeit in anderen Entwicklungsbereichen wie der Wahrnehmungs- und Bewegungsfunktion oder dem sozialen Verhalten so zu fördern, daß eine Regelbeschulung möglich ist. Durch logopädische rehabilitative Maßnahmen bei Aphasikern ist die Sprachfähigkeit zu reaktivieren, damit trotz der reduzierten sprachlichen Ausdrucksmittel die Situationen des Alltags wieder gemeistert werden können. Die therapeutische Ausrichtung bei Erkrankungen der Stimme zielt auf eine ökonomische Stimmfunktion hin, durch die eine leistungsfähige und möglichst klangvolle Stimme erreicht werden soll. Bei einer Begrenzung der Besserungsfähigkeit ist das relative Optimum anzustreben und gleichzeitig der Patient so zu führen, daß er seine stimm- bzw. sprachliche Situation annimmt.

6.3 Tätigkeiten der Logopäden

Die von den Logopäden zu behandelnden Krankheitsbilder oder Behinderungen sind vielfältig. Die Grenzen zwischen den einzelnen Krankheitsbildern sind fließend, häufig liegen mehrere Störungen der Kommunikationsfähigkeit gleichzeitig vor, unter Umständen als Teil einer umfassenden Mehrfachbehinderung.

Im wesentlichen handelt es sich um folgende Krankheits- und Behinderungsgruppen, wie sie auch im Bereich der Phoniatrie angesiedelt sind (vgl. S. 104 f.).

– Stimmstörungen organischer, funktioneller und/oder psychogener Ursachen (z. B. Stimmlippenknötchen, Stimmlippenlähmungen, Zu-

6 Das Berufsbild des Logopäden

stände nach Kehlkopfoperationen, Überlastungsschäden der Stimme, Stimmstörungen infolge Fehlregulation des Muskeltonus, hormonelle Stimmstörungen),
- Anbildung einer Ersatzstimme nach Kehlkopfoperationen,
- zentral bedingte Störungen der Sprachentwicklung bei Kindern (z. B. auch nach minimalen frühkindlichen Hirnschäden),
- Verzögerungen der Sprachentwicklung aufgrund verschiedenster Ursachen (z. B. psychisch oder psycho-sozial bedingt oder als Folge von Hörstörungen),
- zentral bedingte Sprach- und Sprechstörungen bei Erwachsenen und Kindern aufgrund von Verletzungen, neurologischen oder internistischen Erkrankungen (z. B. Aphasien, Dysarthrien),
- funktionelle und organische Störungen der Nasalität (z. B. bei Lippen-Kiefer-Gaumen-Spalte),
- Störungen des Redeflusses (z. B. Stottern und Poltern).

Die Tätigkeit des Logopäden im therapeutischen Gesamtgeschehen umfaßt die Erhebung des logopädischen Befundes, bestehend aus spezieller Vorgeschichte und Diagnostik, sowie die Therapie und Beratung des Patienten und seiner Angehörigen.

Auf der Basis der logopädischen Ergebnisse einschließlich der medizinischen und häufig auch der psychologischen Daten entwickelt der Logopäde einen individuellen Therapieplan. Dieser ist in seinem methodischen und inhaltlichen Aufbau auf das Entwicklungs- und Lebensalter des Patienten abgestimmt sowie auf dessen psychosoziale Situation, seine Lernbedingungen und besonderen Bedürfnisse. In den meisten Fällen ist ein mehrgleisiges therapeutisches Vorgehen erforderlich, für das der Logopäde die geeigneten Verfahren auswählt, die er unter Beobachtung und Berücksichtigung der unter der Behandlung auftretenden Veränderungen einsetzt.

Ein wichtiger Bestandteil der logopädischen Behandlung ist die Beratung des Patienten und auch die seiner Angehörigen. Durch krankheitsbedingte Veränderungen verstehen die Angehörigen das Verhalten des Kranken häufig nicht mehr, so daß es zu Schwierigkeiten im zwischenmenschlichen Bereich kommt. Hier wird die logopädische Beratung aufklärend wirken und Verständis für einander herbeiführen. Mitunter ist das Umfeld der krankheitsauslösende bzw. -unterhaltende Faktor, z. B. beim Stottern. Gespräche und Bewußtmachung dieser Situation bei den Bezugspersonen sind dann die ersten therapeutischen Schritte im Behandlungsverlauf. Bei Kindern, die noch nicht, oder bei Patienten, die infolge ihrer Erkrankung nicht mehr in der Lage sind, die Festigung der einzelnen Behandlungsschritte selbst durchzuführen, ist eine intensive Mithilfe der Eltern oder Angehörigen notwendig. Diese für ihre Aufgabe zu befähigen, gehört im Rahmen der Beratung zu einem wesentlichen Faktor der Tätigkeit des Logopäden.

Die Beratung erstreckt sich aber auch auf das soziale Umfeld des Patienten und auf Rehabilitationsmaßnahmen außerhalb des logopädischen Sektors, häufig in Zusammenarbeit mit pädagogischen und klinischen Einrichtungen, mit staatlichen Sozial-, Arbeits- und Gesundheitsverwaltungen oder mit Kostenträgern. Wichtig ist auch der Hinweis, bzw. die Kontaktvermittlung zu den verschiedenen Selbsthilfegruppen örtlicher oder überregionaler Art.

6.4 Ausübungsform des Logopädenberufes

Logopäden sind vorwiegend im klinischen Bereich tätig, wie z. B. an Fachabteilungen für Stimm-, Sprach- und Hörstörungen, für Hals-Nasen-Ohren-Krankheiten, für Neurologie, Pädiatrie, Kinderpsychiatrie sowie in speziellen Rehabilitationseinrichtungen. Darüberhinaus arbeiten Logopäden auch in Gesundheitsämtern, wo sie beratende und begutachtende Aufgaben erfüllen, in Kindertagesstätten und in Heimen für Sprach- und Hörgeschädigte, körperlich oder geistig Behinderte, sowie an Sprachheil- und Sonderschuleinrichtungen.

Nach einer zweijährigen Berufserfahrung im Angestelltenverhältnis kann der Logopäde seinen Beruf auch in einer eigenen Praxis ausüben und eine Zulassung zu den gesetzlichen Krankenkassen beantragen. Die fachlichen und sachlichen Voraussetzungen zur Erlangung einer Behandlungsberechtigung sind ebenso wie die Vergütung logopädischer Leistungen durch Verträge zwischen dem ZVL und den Dachverbänden der gesetzlichen Krankenkassen auf Bundes- bzw. Länderebene geregelt. Eine Übernahme der Behandlungskosten durch die Krankenkassen ist gewährleistet, nachdem die Heilmittelverordnung durch den behandelnden Arzt erfolgt ist.

Zur Zeit sind im Bundesgebiet einschließlich West-Berlins ca. 1500 Logopäden tätig. Um eine zufriedenstellende logopädische Betreuung der stimm-, sprach- und hörgestörten Patienten zu gewährleisten, wird der Bedarf auf ca. 4000 geschätzt. Hierbei ist bereits berücksichtigt, daß sich auch andere Berufsgruppen, die an das Tätigkeitsfeld der Logopäden angrenzen bzw. in dieses übergreifen, mit Kommunikationsstörungen befassen.

6 Das Berufsbild des Logopäden

6.5 Ausbildung zum Logopäden

Voraussetzungen für den Zugang zur Logopädenausbildung sind
1) eine abgeschlossene Realschulbildung oder eine andere gleichwertige Ausbildung oder nach dem Hauptschulabschluß eine abgeschlossene Berufsausbildung von mindestens 2-jähriger Dauer,
2) die Vollendung des 18. Lebensjahres; in besonderen Fällen kann von dieser Erfordernis abgesehen werden.

Im Hinblick auf die spezifischen Anforderungen während der Ausbildung und der praktischen Berufsausübung sowie die große Zahl der Bewerber, die die vorhandenen Ausbildungsplätze um ein Vielfaches übersteigt, wird an den Logopädenlehranstalten eine zusätzliche Eignungsprüfung durchgeführt. Betrachtet man die bildungsmäßige Ausgangslage der Studierenden, beginnt die ganz überwiegende Mehrzahl die Ausbildung nach dem Abitur und einem Praktikum im sozialen Bereich oder nach der mittleren Reife mit abgeschlossener sozialpädagogischer Berufsausbildung.

Die Ausbildung erstreckt sich über einen Zeitraum von drei Jahren und schließt mit einer staatlichen Prüfung ab, deren Bestehen die Erlaubnis zur Führung der geschützten Berufsbezeichnung „Logopäde" bzw. „Logopädin" berechtigt.

Die Ausbildungsinhalte sind stark auf die Erfordernisse der klinisch-therapeutischen Tätigkeit des Logopäden abgestimmt. Der Ausbildungsgang umfaßt 20 Fächer mit mindestens 1740 Stunden theoretischem und praktischem Unterricht sowie 2100 Stunden praktische Ausbildung (Tabelle 1–3). Beide Bereiche sind von Beginn des Studiums an eng miteinander verzahnt, so daß von vornherein eine Trennung von Theorie und Praxis vermieden wird, wobei der praktischen Ausbildung ein besonders hoher Stellenwert zukommt.

6.6 Der Zentralverband für Logopädie e. V. (ZVL)

Der ZVL ist die berufsständische Organisation der Logopäden in der Bundesrepublik Deutschland und repräsentiert fast alle hier tätigen Logopäden. Zweck des Verbandes ist laut Satzung „die wissenschaftliche und praktische Fortbildung der Vereinsmitglieder, die Weiterentwicklung und Verbesserung logopädischer Untersuchungs- und Behandlungsmethoden sowie die Vertretung der sozialen und beruflichen Interessen der Vereinsmitglieder."

Tabelle 1. Der Ausbildungsgang des Logopäden – **Theoretischer und praktischer Unterricht** (insgesamt 1740 Stunden, in Klammern die jeweilige Mindeststundenzahl)

1.	Berufs-, Gesetzes- und Staatsbürgerkunde	(60)
2.	Anatomie und Physiologie	(100)
3.	Pathologie	(20)
4.	Hals-, Nasen-, Ohrenheilkunde	(60)
5.	Pädiatrie und Neuropädiatrie	(80)
6.	Kinder- und Jugendpsychiatrie	(40)
7.	Neurologie und Psychiatrie	(60)
8.	Kieferorthopädie, Kieferchirurgie	(20)
9.	Phoniatrie	(120)
10.	Aphasiologie	(40)
11.	Audiologie und Pädaudiologie	(60)
12.	Elektro- und Hörgeräteakustik	(20)
13.	Logopädie	(480)
14.	Phonetik und Linguistik	(80)
15.	Psychologie und klinische Psychologie	(120)
16.	Soziologie	(40)
17.	Pädagogik	(60)
18.	Sonderpädagogik	(80)
19.	Stimmbildung	(100)
20.	Sprecherziehung	(100)

Tabelle 2. Aufschlüsselung der Lehrinhalte im Fach Logopädie als Beispiel für die im Logopädengesetz vorgeschriebenen Einzelbereiche

13.	Logopädie	(480)

13.1. Erhebung der Vorgeschichte nach logopädischen Kriterien
13.2. Logopädische Diagnostik und Therapie bei:
  – Stimmstörungen organischer, funktioneller und psychogener Ursachen
  – Zustand nach Kehlkopfoperationen
  – Störungen der Sprachentwicklung, auch bei psychischer und psychosozialer Genese
  – Sprach- und Sprechstörungen durch Hörbehinderung
  – peripher bedingten Sprechstörungen
  – erworbenen, zentral bedingten Sprach- und Sprechstörungen
  – frühkindlichen cerebralen Bewegungsstörungen
  – funktionellen und organischen Störungen der Nasalität
  – Störungen des Redeflusses wie Stottern und Poltern
13.3. Aufstellen von Behandlungsplänen
13.4. Erstellen von Behandlungsprotokollen und Berichten
13.5. Instrumentelle Hilfe und Arbeitsmaterialien
13.6. Beratung von Patienten und Angehörigen

6 Das Berufsbild des Logopäden

Tabelle 3. Der Ausbildungsgang des Logopäden – **Praktische Ausbildung** (insgesamt 2100 Stunden, in Klammern die jeweilige Mindeststundenzahl)

1. Hospitationen in: – Phoniatrie u. Logopädie – anderen fachbezogenen Bereichen u. Exkursionen	(340)
2. Praxis der Logopädie – Übungen zur Befunderhebung – Übungen zur Therapieplanung – Therapie unter fachlicher Aufsicht u. Anleitung	(1520)
3. Praxis der Zusammenarbeit im therapeutischen Team – Audiologie u. Pädaudiologie – Psychologie einschließlich Selbsterfahrungstechniken – Musiktherapie	(240)

Im Rahmen dieser Aufgabe beschäftigen sich verschiedene Arbeitsgruppen mit Fragen des Berufsstandes und mit Öffentlichkeitsarbeit, ferner mit dem Abschluß und der Weiterentwicklung der Verträge mit den gesetzlichen Krankenkassen auf Bundes- und Landesebene einschließlich der damit verbundenen Honorarfragen für logopädische Leistungen. Weitere Schwerpunkte der Verbandsarbeit betreffen die Arbeitsplatzsituation sowie die tarifliche Eingruppierung, die Ausbildungsverhältnisse an den Lehranstalten und die fortlaufende Aktualisierung der Lehrinhalte. Andere Arbeitsgruppen befassen sich mit der Organisation einer überregionalen mehrtägigen Fortbildung und mit regionalen Weiterbildungsveranstaltungen. Jedes Mitglied erhält die Zeitschrift „Sprache – Stimme – Gehör – Zeitschrift für Kommunikationsstörungen", in deren Herausgebergremium und wissenschaftlichem Beirat der ZVL vertreten ist. Bedeutung wird einerseits dem interdisziplinären, andererseits auch dem internationalen Informations- und Erfahrungsaustausch beigemessen. Der ZVL ist daher Mitglied der „International Association of Logopedics and Phoniatrics" (IALP) und des „Bureau international d'Audiophonologie" (BIAP).

Anhang
Wo findet der Patient Anschriften von Logopäden?

Die Krankenkassen als Kostenträger verfügen in der Regel über Verzeichnisse der Therapeutengruppen und sind dem Versicherten bei der Vermittlung behilflich. Außerdem kommen für derartige Anfragen die Gesundheitsämter, die Landesärzte für Stimm-, Sprach- und Hörstörungen infrage, sowie die Abteilungen für Phoniatrie, die HNO-Kliniken angegliedert sind. Auch die verschiedenen Selbsthilfeverbände bieten ihre Unterstützung an, wobei neben der Nennung von Therapeuten auch noch Beratungen über renten- und sozialrechtliche Fragen erfolgen können. Über die Dachorganisationen der Selbsthilfegruppen ist die Kontaktaufnahme mit den jeweiligen örtlichen Vereinigungen und damit auch mit Gemeinschaften gleichartig Betroffener möglich. Hier erfährt der Patient Beratung in seinen Alltagssorgen, hier lernt er mit seiner Krankheit angemessen und damit besser umzugehen sowie Eigeninitiative zu entwickeln, woraus eine positivere Lebenseinstellung resultiert.

Spezielle Behinderten-Organisationen, deren Aktivitäten den logopädischen Bereich berühren

Bundesverband für die Rehabilitation der Aphasiker e. V., Breslauer Str. 3, 5042 Erftstadt-Liblar, Tel. (02235) 2768
Bundesverband Hilfe für das autistische Kind e. V., Bebelallee 141, 2000 Hamburg 60, Tel. (040) 5115604
Deutsche Gesellschaft zur Förderung der Gehörlosen und Schwerhörigen e. V., Rothschildallee 16a, 6000 Frankfurt a. Main 60, Tel. (069) 459237
Bundesarbeitsgemeinschaft der Eltern und Freunde schwerhöriger Kinder e. V., Priolkamp 18, 2000 Hamburg 65, Tel. (040) 6070344
Bundesvereingung Lebenshilfe für geistig Behinderte e. V., Raiffeisenstr. 18, 3500 Marburg 7, Tel. (06421) 4001-0
Bundesverband der Kehlkopflosen e. V., Luisenstr. 20, 6440 Bebra 1, Tel. (06622) 2945
Wolfgang Rosenthal Gesellschaft e. V. – Verein der Lippen-, Kiefer-, Gaumensegel-Spaltträger, Paul Schneider-Str. 12, 6338 Hüttenberg, Tel. (06403) 5575/2469
Deutsche Parkinson Vereinigung – Bundesverband e. V., Hüttenstr. 7, 4040 Neuss, Tel. (02101) 470441
Bundesverband für spastisch Gelähmte und andere Körperbehinderte e. V., Kölner Landstr. 375, 4000 Düsseldorf 13, Tel. (0211) 750068-69
Bundesvereinigung Stotterer-Selbsthilfe e. V., Weyerstr. 245, 5650 Solingen 19, Tel. (0212) 333312

Literatur

Bundesanstalt für Arbeit (Hrsg) (1985) Blätter zur Berufskunde „Logopäde/Logopädin", bearb. v. Knebusch K, Spiecker-Henke M, Wedell-Schwalbe B, Heft 2-II A 25, 4. Aufl. Bertelsmann, Bielefeld
Göbel U, Lichtenberg P (1982) Der Logopäde – Erläuterungen zum Gesetz über den Beruf des Logopäden nebst Ausbildungs- und Prüfungsordnung. Asgard, Sankt Augustin
Raps W (1980) Gesetz über den Beruf des Logopäden und Ausbildungs- und Prüfungsordnung für Logopäden (Kommentar). Rehabilitations-Verlag, Bonn
Zentralverband für Logopädie e. V. (Hrsg) (1982) Satzung. Aachener Str. 1210, 5000 Köln 40

Sachverzeichnis

Agnosie, auditive 15, 16
Aphasien 63 ff.
- amnestische A. 66
- globale A. 67
- Leitungs-A. 68
- motorische (Broca-) A. 65
- sensorische (Wernicke-) A. 66
- Therapie 66 ff.
- Transkortikale motorische A. 68
- - sensorische A. 68
Artikulation 5 ff.
Brusthochatmung 86
Dysarthrien 55 ff., 63
Dysglossie 20
Dysgrammatismus 12, 29 ff.
Dyslalie 12, 19 ff.
Dysphonie, hyperfunktionelle 77, 86 ff.
- hypofunktionelle 89 f.
- psychogene 90 f.
- spastische 91 f.
Feinmotorik 17
Flatterlaute 8
Fragealter 5
Gaumenspalten 16
Heiserkeit 76, 87, 97
Hirngefäßerkrankungen 63 ff.
Hören, funktionelles 77
Hörstörungen 14
- Schallempfindungsschwerhörigkeit 14
- Schalleitungsschwerhörigkeit 13, 14
- zentrale und psychogene Schwerhörigkeit 14
Intervalltherapie 18
Intubationsgranulom 95
Kehlkopfbild im Spiegel 83
Kehlkopflähmungen 97
Kehlkopfspiegel 83
Konsonanten 9

Kontaktgranulom 95
Lambdazismus 21
Lispeln 25
Logopädie, Ausbildungsgang 113 ff.
- Berufsbild 108 ff.
Mehrsprachigkeit 16
Lese-Rechtschreibschwächen 33 f.
Musikalität 81
Näseln 34 ff.
Phonation 6
Phonem 21
Phoniatrie und Pädaudiologie
- Berufsbild 102 ff.
- Krankheitsbilder 104
- Zusammenarbeit mit anderen medizinischen und außermedizinischen Wissensgebieten 105 f.
Poltern 50 ff.
Rachenmandel 12
Rachenreflex 87
Registersprung 79
Reinke-Ödem 94
Rhotazismus 21
- bohemicus 22
Rhythmik 17
Sängerinnenknötchen 92
Sanduhrglottis 93
Sigmatismusformen 26
Speiseröhrenstimme 99
Sprachentwicklung 2
- Verzögerung der 11
- - durch chromosomale Fehlbildungsmuster 13
- - - frühkindliche Hirnschäden 13
- - - Lernstörungen 15
- - - Morbus Langdon-Down 13
- - - Sehstörungen 15
- - - Zerebralparese 14
Sprachschwächetyp, familiärer 13

Sulcus glottidis 96
Summlaute 7
Symbolbewußtsein 4
Schreiknötchen 77
Stammeln 19 ff.
- audiogenes 23
- bei Sehstörungen 23
- Entwicklungs- 22
- organisches 23
- Therapie 27
Stimmatmung 82
Stimmbildung 5 f., 84 f.
Stimme 76 ff.
- des Erwachsenen 79
- Entwicklung der 77
- im Alter 80
- im Vorschul- und Schulalter 77
- Physiologie der 82 ff.
- Untersuchung der 80
Stimmgattung 81

Stimmkrankheiten und Stimmstörungen 85
Stimmkrise 79
Stimmlippen 83
- -knötchen 92
- -lähmungen 97 f.
- -schwingungen 84
- -stellungen 83
Stimmlippenpolyp und -zyste 94
Stimmumfänge 78
Stimmwechsel 78
Stottern 40 ff.
- Therapie 48 ff.
Stroboskopie 84
Taschenfaltenstimme 88 f.
Vokale 6
Wortschatz, eingeschränkter 31 f.
Zahnstellungsanomalien 13
Zischlaute 25
Zungenbändchen 16

MIX
Papier aus verantwortungsvollen Quellen
Paper from responsible sources
FSC® C105338

If you have any concerns about our products,
you can contact us on
ProductSafety@springernature.com

In case Publisher is established outside the EU,
the EU authorized representative is:
**Springer Nature Customer Service Center GmbH
Europaplatz 3, 69115 Heidelberg, Germany**

Printed by Libri Plureos GmbH
in Hamburg, Germany